# VITAMINAS y AMINOÁCIDOS

Adolfo Pérez Agustí

Edita: Ediciones Masters
www.edicionesmasters.com
edicionesmasters@gmail.com

*Una vez que Eva, aquella compañera seductora que tuvo Adán, comió la manzana prohibida ya les advirtió Dios de que "comerían el pan con el sudor de su frente" y esta vieja maldición sigue presente en nuestra orgullosa civilización, no solamente para obligarnos a trabajar para poder tener alimentos, sino para que aprendamos a comer bien, lo que cada día parece más difícil.*

*Y es que no basta con comer lo que nos gusta, en el momento en que nos apetece y cocinado de manera agradable al paladar, al olfato y hasta a la vista, sino que encima una legión de investigadores (los cuales por cierto cambian cada poco tiempo de opinión), nos indican que nuestros alimentos deben contener vitaminas, minerales y aminoácidos - entre otros elementos - en cantidad suficiente, ya que de no ser así los alimentos no nos pueden asegurar la salud y en ocasiones ni siquiera la vida. El problema surge cuando una persona que tiene delante de sí un apetitoso plato de comida le resulta totalmente imposible averiguar si dispondrá de todos esos elementos considerados indispensables. Está claro que la cantidad de comida no tiene nada que ver con la calidad.*

*Aunque en un principio solamente se consideraron como nutrientes imprescindibles a los hidratos de carbono (glúcidos), las proteínas (prótidos) y las grasas (lípidos), pronto se descubrió que había otros componentes, presentes en cantidades ciertamente ínfimas, que eran tan importantes como los macronutrientes básicos.*

*ADVERTENCIA:*
*Si después de la lectura de este libro el lector pensase que tiene carencia de algunos de los principios nutritivos estudiados le recomendamos que utilice en primer lugar los alimentos que lo contienen, evitando así posibles efectos secundarios. En el supuesto de que desee tomar complejos vitamínicos sintéticos lo mejor es que consulte antes a su médico o a un especialista en nutrición, pero que no se automedique.*

# CAPÍTULO 1

## ¿QUE SON LAS VITAMINAS?

Aunque se las incluye en un solo grupo atendiendo a su función, lo cierto es que constituyen un grupo heterogéneo de compuestos químicos, cada uno con características muy definidas. A pesar de que están presentes en los alimentos se diferencian sensiblemente de los bioelementos y de otros elementos orgánicos, igualmente imprescindibles para la salud, tanto en su utilidad como en la cantidad necesaria.

Tienen también propiedades diferenciales con otros nutrientes y algunas de ellas pueden incluso ser sintetizadas por el propio organismo, existir carencias aunque la ingesta sea correcta y hasta contar con antagonistas que impidan su acción.

A medida en que pasan los años de estudio sobre las vitaminas, las conclusiones en lugar de clarificarse poco a poco se complican cada vez más y los investigadores entran en fuertes y absolutas controversias, incluido algún premio Nobel, especialmente en su utilidad como elemento terapéutico a dosis altas, dejando a un lado su valor como nutriente esencial.

Sabemos que cada vitamina es el componente esencial de una coenzima, los cuales son esenciales para catalizar las reacciones químicas. Un ejemplo de ello lo tenemos en el fósforo, el cual en forma del nucleótido ácido fosfórico se une a una vitamina, generalmente del grupo B, para formar una coenzima, siendo misión básica de las vitaminas entrar en el metabolismo de los hidratos de carbono, proteínas y grasas para así producir energía.

Lo triste del caso que nos ocupa es que a pesar de saberse la importancia capital de las vitaminas en la salud humana no se ha podido evitar que una gran parte de la población tenga carencia de una o más, estando, por tanto, su vida siempre en peligro. Este dato no se refiere exclusivamente a lo que consideramos el Tercer Mundo, sino incluso a Europa, en donde la mayoría de los niños y ancianos tienen carencias vitamínicas a causa no de una alimentación insuficiente, sino de una alimentación incorrecta. Estas carencias que pueden ser subsanadas perfectamente por los médicos no se solucionan ya que para un facultativo le es difícil admitir que personas aparentemente bien alimentadas, con una buena posición económica, puedan tener deficiencias nutritivas. Además, nos encontramos con la dificultad añadida del diagnóstico, ya que antes de que aparezcan los signos clínicos característicos de una avitaminosis se producen una serie de trastornos como consecuencia de la carencia de coenzimas, los cuales no suelen identificarse como anomalías nutricionales.

Por ejemplo, las carencias de vitaminas del grupo B, tan frecuentes en épocas de verano, solamente se ponen de manifiesto con signos clínicos 200 días después de la carencia continuada, cuando el daño está ya instaurado. Anteriormente el paciente se queja de pérdida del apetito, dolores de cabeza, irritabilidad e insomnio, trastornos éstos tan comunes a otras enfermedades que es difícil que el médico los relacione con carencias vitamínicas, como tampoco le será posible averiguar todos los cambios bioquímicos que se han producido en el organismo hasta la manifestación de los síntomas, ni mucho menos los daños que una carencia prolongada provoca a nivel celular.

El problema no se ha resuelto aún y hemos pasado de una euforia a la hora de administrar las vitaminas, incluso en enfermedades que en nada se podían beneficiar de su administración, al desprecio absoluto a la palabra vitamina.

# CAUSAS DE LA CARENCIA VITAMÍNICA EN NUESTROS DÍAS

Los recientes estudios en cuanto a necesidades diarias de vitaminas han ido evolucionando, cambiando habría que decir, no tanto por un estudio más profundo sobre ellas sino más bien por la creencia de que con una alimentación abundante y variada tendremos siempre cubiertas nuestras necesidades. Esta creencia, que ha sido la más admitida durante los últimos diez años, está ya en entredicho y una nueva savia de médicos han empezado a recomendar los suplementos cotidianos de vitaminas como forma de asegurar una nutrición correcta y, por tanto, un estado pleno de salud. Es más, continuamente aparecen investigadores que nos alertan de nuevos trastornos producidos por las pequeñas carencias de vitaminas, mientras que otros lo hacen insistiendo en que la aplicación de ellas a dosis altas, ortomoleculares, pueden curar de manera efectiva multitud de males.

He aquí, de un modo muy resumido, algunas de las causas más habituales de avitaminosis:

Carencias de alimentos:
- Obviamente, por no disponer en cantidad suficiente.
- Por pérdidas nutritivas durante el almacenaje.

Ingesta disminuida:
- Por anorexia.
- Por pobreza o ignorancia alimentaria.
- Por caprichos malsanos.
- Por no engordar.
- Por no tener tiempo suficiente o interés para comer.
- Por enfermedades que dificultan el comer.
- Por embarazo.

Aumento de las necesidades:
- Por mayor desgaste físico o psíquico.
- Por crecimiento muy rápido.
- Por infecciones.
- Por embarazo o lactancia.
- Por tomar drogas o medicamentos.

Aumento de las pérdidas:
- Por excesiva y prolongada sudoración.
- Por diuresis forzada.
- Por lactancia.
- Por diarreas o hemorragias.

Disminución de la absorción:
- Por enfermedades del aparato digestivo.
- Por parásitos intestinales.
- Por enfermedades graves.

**Vamos a analizar algunas de estas causas:**

**Pobreza:**

Esta causa que nos debería parecer la más lógica no lo es si tenemos en cuenta que actualmente para comer bien no es necesario disponer de mucho dinero; es más, muchas veces la causa de la desnutrición está precisamente en disponer de mucho dinero. El problema surge cuando la persona económicamente débil cree que una buena alimentación depende del consumo de alimentos caros, especialmente la carne. Si nadie le saca de su error, el poco dinero disponible lo invertirá en comer alimentos cárnicos, queso o pescados blancos, despreciando aquellos alimentos más baratos, como las patatas, el pan, los cereales o las legumbres, los cuales le podrían nutrir perfectamente con muy poco coste. De esta manera y como la pobreza suele ir unida a la ignorancia, las carencias vitamínicas son normales que se den. Vean sino las fiestas de bodas y bautizos en las cuales nunca faltan los alimentos de gran coste, como son los langostinos y el solomillo, en la creencia de que así los invitados comerán bien.

**Ignorancia:**

Y aunque ya la hemos tocado unida a la pobreza no estaría de más hacer hincapié en ella ya que es, con mucho, la causa más común de carencias nutritivas en la sociedad mundial. Hasta tal punto es así que una persona que hasta entonces haya tenido una alimentación, digamos, rural (por tanto, saludable), si tiene la suerte de ser tocada por la diosa fortuna, cambiará inmediatamente de tipo de alimentación e incorporará aquellos elementos que sean más caros en el mercado. Con ellos llegará el refinado del pan, la leche desnatada, las carnes de todo tipo, el vino en las comidas, las ensaladas con hojas blanquecinas, los dulces de postre sustituyendo a la fruta, etc., lo que le llevará inexorablemente a las carencias vitamínicas, aunque no a la desnutrición.

**Ingestión incorrecta:**
No solamente hay que echar la culpa al consumidor en lo relativo a la carencia de nutrientes esenciales en su dieta, sino que la mayoría de las veces la carencia está provocada aún a su pesar y en muchas ocasiones sin que sea consciente de ello.

Una cosecha forzada da como consecuencia no solamente unos alimentos con distinto sabor al que debieran tener si hubieran madurado poco a poco, sino que su composición natural está desequilibrada, casi siempre en favor de nutrientes con poco valor. También y del mismo modo, alimentos recolectados en épocas de sequía, procedentes de países lejanos y conservados largo tiempo en cámaras frigoríficas, dan como resultado un deterioro de sus valores nutricionales. En ambos casos, el consumidor no es consciente de ello y los come pensando en que, lógicamente, estará alimentado correctamente.

Estos ejemplos los encontramos también en la leche, el pan y la mayoría de los cereales, los cuales al estar refinados pierden así la mayoría de las vitaminas, lo que también hacemos extensible a los zumos de frutas comercializados, sin ningún parecido a comer una fruta cogida directamente del árbol.

Vamos a poner algunos ejemplos significativos en cuanto a pérdida de vitaminas:

- Una patata bien conservada o consumida inmediatamente a su madurez en el campo contiene 26 mg de vitamina C por cada

100 g de producto. Cuando llega al consumidor apenas contiene ya el 5 %.

• Una col que en estado crudo contiene cantidades considerables de vitamina C se transforma por la acción del calor, al cocinarla, en ascorbinógeno, una forma muy poco asimilable por el hombre. En este caso la col fermentada, tan popular entre los escandinavos, es una forma muy correcta de consumirla.

• Las manzanas conservadas en cámaras para su posterior consumo, dos o tres meses después, pierden un tercio de vitamina C y un 10% de vitamina B, mientras que las verduras pierden la totalidad de vitamina C al cabo de unos pocos días.

• Los vegetales se blanquean antes de enlatarlos mediante un sistema de calentamiento rápido que elimina los gases y así se asegura la creación del vacío una vez cerrado el recipiente. Esta operación, totalmente necesaria en las conservas, elimina hasta un 60% de la vitamina C, un 30% de la B-1, un 40% de la B-2 y casi toda la vitamina A al transformarse los beta carotenos en una forma no asimilable.

• Las verduras destinadas al consumo directo pierden casi toda la vitamina C en pocos días.

• La carne cocinada largo tiempo pierde casi toda la vitamina B-1 y parte de la B-2 y PP.

• Los alimentos congelados conservan casi todas sus propiedades vitamínicas, pero las pierden en su mayor parte al descongelarlos, lo mismo que en los procesos de ahumado.

• Al eliminar el salvado y el germen de los granos de cereal se pierden la mayoría de las vitaminas B y la E. Esta pérdida es mucho mayor en la medida en que la harina se va haciendo cada vez más blanca.

- Lavar los vegetales en abundante agua y con más razón si se dejan en remojo con una gota de lejía, elimina la mayoría de las vitaminas hidrosolubles.
- Pelar las patatas elimina la mayor parte de la vitamina C, ya que ésta se concentra preferentemente después de la cáscara.
- Un alimento cocinado y dejado enfriar al aire pierde más vitaminas que si se le calienta y luego se le enfría rápidamente, aunque en ambos casos es posible que la pérdida de vitamina C llegue al 50%.

**Recomendaciones:**

1. No conservar el alimento cocinado. Consumirlo inmediatamente.
2. Comer alimentos frescos.
3. Utilizar la menor cantidad posible de agua en su preparación.
4. El cocinado debe ser lo más rápido posible. Es mejor una temperatura alta durante poco tiempo que al revés.

# CAPÍTULO 2

## LAS VITAMINAS UNA A UNA

**Liposolubles** (Solubles en grasa)

## VITAMINA A
## Retinol o axeroftol

Descubrimiento:
Las primeras conclusiones sobre carencias de esta vitamina, mucho antes de que fuera descubierta, las estableció Hipócrates, el cual trataba acertadamente la ceguera nocturna con lonjas de hígado fresco aplicadas en el ojo. Después, ya en 1848, el Dr. Ermet relacionó el hambre de sus enfermos con los aumentos de ceguera nocturna y en 1857 otro médico, el Dr. Mackensie llegó a la misma conclusión sobre carencias nutritivas y enfermedades oculares, siendo ambos descubrimientos corroborados por varios doctores japoneses en 1896.

Pocos años después, en 1909, los investigadores Hopkins y Stepp descubrieron que ciertas sustancias solubles en grasas eran indispensables para el normal crecimiento de ratas y ratones, aunque no sería hasta el año 1913 en el cual los expertos McCollum y Davis de Wisconsin y Mendel y Osborne de Yale, consiguieron aislar este compuesto liposoluble en la mantequilla y la clara del huevo. También lo encontraron en abundancia en el aceite de hígado de halibut gracias a los trabajos de Bloch de Dinamarca, el cual junto a Karrer e Isler definieron su estructura química ($C_{20}H_{29}OH$) y la sintetizaron, siendo ésta la forma de administración utilizada universalmente.

Características:

Es un alcohol hidrosoluble de cadena larga, que se presenta con formas isómeras preferentemente en los tejidos de mamíferos, siendo todas formas *trans*. Este alcohol forma cristales amarillos pálido lipodisolventes y para uso médico se prefieren los ésteres como el acetato y el palmitato, mientras que en la naturaleza la encontramos como tal vitamina solamente en el reino animal y como provitamina en los vegetales.

Una vez ingerida en su estado natural se transforma en *Retinol* y pasa a través de la mucosa intestinal al hígado, no sin antes ser convertida en éster de retinilo, dando al plasma el color amarillo característico.

Muy sensible al oxígeno, a los ácidos y a la luz ultravioleta, parte de ella se pierde en los procesos de conservación y cocinado, aunque esta pérdida está influenciada por la cantidad de grasa presente, la cual a su vez facilitará el transporte en forma de lipoproteína hasta el hígado.

El cuerpo humano puede sintetizarla si recibe la suficiente cantidad de carotenos o criptoxantinas, sustancias rojas que se encuentran en las zanahorias, los tomates o las espinacas, entre otras.

Fuentes principales:

En los siguientes vegetales la podemos encontrar como caroteno o provitamina A: coles, zanahorias, hojas de los nabos, patatas, perejil, calabazas, albaricoques y melones.

También en los erizos de mar y algunas algas azules y en los productos de origen animal como vitamina A en el hígado, especialmente el de halibut o bacalao, en la yema de huevo, la mantequilla, la leche y los derivados lácteos.

El hígado de pescado puede contener hasta 1.000.000 de U.I. por 100 gr, el de vacuno entre 50.000 y 500.000 U.I., los huevos 1.000 U.I., la leche 100 U.I. y 0,2 gr de carotenos, las zanahorias 12 gr de carotenos, las judías verdes 0,5 gr de carotenos, la mantequilla 5.000 U.I. y la carne de vaca 20 U.I.

Deficiencias:
Las carencias se dan normalmente como consecuencia de alteraciones dietéticas prolongadas, especialmente en dietas muy poco variadas, aunque también por una deficiencia secundaria a causa de una conversión inadecuada del caroteno, una interferencia en su absorción o el transporte, así como un almacenamiento no conseguido.
Las interferencias aparecen en el curso de las enfermedades celíacas, el esprue tropical, las intervenciones quirúrgicas pancreáticas, la derivación duodenal, la obstrucción congénita del yeyuno o de las vías biliares y por supuesto en la cirrosis hepáticas. Del mismo modo, las carencias de vitamina A se dan en las malnutriciones proteicas y calóricas, en las dietas pobres en grasas y en las enfermedades renales.
Hay también una serie de enfermedades que pueden agotar en pocos días las reservas de vitamina A, especialmente la cirrosis hepática, la diabetes, el hipertiroidismo, la neumonía, las fiebres eruptivas infantiles y las colitis ulcerosas. Del mismo modo el aceite de parafina, utilizado para corregir el estreñimiento, dificulta su absorción, de la misma manera que lo hace la estreptomicina, el hidróxido de aluminio y el caolín, muy utilizados para combatir la acidez gástrica.
La dosis media recomendada es de 5.000 U.I./día en un adulto, 6.000 U.I./día en el embarazo, 8.000 U.I/ día en la lactancia y entre 1.500 y 5.000 U.I./día para los niños.

Funciones orgánicas:

Ejerce influencia decisiva en los procesos metabólicos celulares, especialmente en los bastoncillos de la retina, en el metabolismo de los esteroides adrenales y las hormonas sexuales, así como en el desarrollo genital. Interviene en el crecimiento estatural, tanto a nivel del esqueleto como en los tejidos blandos, quizá por su efecto sobre la síntesis de las proteínas. Mantiene los epitelios y mucosas (digestiva, respiratoria y urinaria) en buen estado, asegura una permeabilidad correcta a las membranas, ejerciendo por ello una eficaz acción antiinfecciosa, ayudada por su acción sobre las células secretoras de moco.

Es necesaria en la reparación de los tejidos dañados o destruidos, en la formación de la placenta, la función adecuada de la hipófisis, la secreción salivar y lagrimal y la producción de las plaquetas.

Vitamina fácilmente oxidable es útil administrarla junto con la vitamina E por su papel como oxidoreductor y evitar someterla a temperaturas superiores a 120º.

Potencia la acción de los citostáticos, juega un importante papel en la estimulación de los mecanismos de defensa y ayuda a formar el esmalte dentario.

Enfermedades carenciales:

*Xeroftalmia*: Consiste en la incapacidad de ver con luz poco intensa, especialmente en las horas del crepúsculo. El enfermo tiene la sensación de quedarse ciego en esos momentos y su capacidad para acomodarse al claroscuro es muy lenta.

En su fase preliminar, la *Hemeralopia*, el párpado inferior se nota con presencia de arenilla, hay conjuntivitis con fuerte secreción lagrimal y dolor a la luz intensa (fotofobia).

Más adelante aparecen sobre la córnea pequeñas manchas de color madreperla (manchas de Bitot), los párpados se hinchan y se recubren de costras, se caen las pestañas, perdiendo la córnea su brillo, tornándose amarillenta y ulcerándose.

El ojo puede infectarse con facilidad y si no se actúa con prontitud la ceguera puede declararse de manera definitiva.

Datos de laboratorio:

La vitamina A se mide normalmente como U.I. (unidades internacionales), aunque hay quien utiliza mejor los microgramos, ya que la medida anterior es poco precisa al referirse a la cantidad requerida para el crecimiento de una rata blanca.

Los carotenos o carotinoides de la dieta deben transformarse primeramente en vitamina A para poder ejercer su acción benéfica, siendo de todos ellos el beta caroteno el que mejor se puede oxidar y por tanto transformarse. La absorción final se mejora en presencia de bilis, depositándose posteriormente en las células Kupffer del hígado como palmitato de retinilo y liberándose en sangre ya como retinol activo. Estudios posteriores han demostrado que la carencia de esta vitamina se debe en parte al agotamiento de la proteína transportadora (PFR) y a una prealbúmina denominada transtirretina.

Otras aplicaciones no carenciales:

El ácido de la vitamina A parece actuar de un modo totalmente distinto al de los citostáticos y es probable que dirija una retrodiferenciación del tejido epitelial neoplásico, hacia un tejido epitelial normal.

Es un agente terapéutico en las lesiones precancerosas, profiláctico en los tumores epiteliales y acelera el rechazo de los transplantes de piel.

En dosis altas puede cortar los vómitos persistentes de los niños.

Se aplicará como preventiva y curativa en las siguientes enfermedades:

*Psoriasis* y cualquier forma escamosa de la piel.

Débil resistencia a las *infecciones*, conjuntamente a la vitamina C.

Niños *prematuros*, unida al resto de los remedios que aseguren un desarrollo correcto.

*Alteraciones endocrinas* como tireotoxicosis, procesos pancreáticos, enfermedad de Basedow, esterilidad, oligoespermia y falta de ovulación.

*Acné*, asociada a la vitamina B-6.

*Ulceras* y mala cicatrización de heridas, así como en la fase de recuperación de las *quemaduras*, asociada a la vitamina C.

Gastritis e hipocloridia asociada al complejo B. También en las diarreas.

Como profiláctico de los cálculos renales y vesicales.

En las sinusitis crónicas secas, las bronquitis y las ronqueras.

En la sordera producida por estreptomicina, en las otitis y los acúfenos.

Como profiláctica de las grietas del pezón y para asegurar el crecimiento del niño.

En la insuficiencia hepática ya que la ausencia de grasas impide su absorción.

En la piorrea, unida a las vitaminas del grupo B y la E.

En la *fotofobia* y las jaquecas oftálmicas.

También puede ser útil en:

Piel seca, espinillas, cabello seco, *alopecia,* canas precoces, prurito vulvar en la menopausia, delgadez, osteoporosis, uñas quebradizas, caries, *orzuelos*, verrugas y cistitis.

Para luchar contra la contaminación ambiental, en el alcoholismo y el tabaquismo y en cualquier enfermedad de la piel y las mucosas, así como para acelerar el *bronceado* y prevenir las *arrugas* de la piel.

HIPERVITAMINOSIS

Aunque sin tener los datos seguros en cuanto al exceso de vitamina A, se conocen algunos casos de hipervitaminosis tras la administración de dosis altas, del orden de 100.000 a 300.000 U.I. durante varias semanas. Los síntomas son hipertensión endocraneal, vómitos, hepatomegalia, hinchazones de las articulaciones y piel seca, trastornos éstos que ceden rápidamente al suprimir la ingesta y no dejan secuelas. Por supuesto, no se ha conocido ningún caso de muerte por sobredosis.

Otros datos nos hablan de hipervitaminosis aguda en personas que toman la vitamina A para prevenir quemaduras solares, por lo que en principio parece poco recomendable tomarla durante los meses de verano y para acelerar el bronceado es mejor utilizar los carotenos. Estos compuestos no suelen dar lugar a intoxicaciones aunque la piel puede derivar a un color amarillento poco estético, especialmente en las manos y plantas de los pies, coloración ésta que hay que diferenciar con la que se produce durante la diabetes, la anorexia nerviosa y el mixedema. Los niños son más propensos a desarrollar signos de toxicidad por sobredosis, incluso ingiriendo no más de 20.000 U.I. durante algunas semanas, especialmente si suelen comer hígado de vacuno habitualmente. En estos casos se sumarían las dosis de ambos, alimentación y pastillas, y daría lugar a la sobredosis.

Otros síntomas a tener en cuenta en personas que toman habitualmente vitamina A es la caída del pelo de las cejas, el crecimiento de pelo grueso y escaso, la piel seca, los labios agrietados y jaquecas intensas.

## VITAMINA D
## Calciferol

Descubrimiento:
Fue precisamente el análisis de su enfermedad carencial, el raquitismo, en el año 1645, lo que permitió llegar al descubrimiento de la vitamina D, aunque ya entonces se utilizaba con bastante acierto el aceite de hígado de bacalao (muy rico en vitamina D) para su curación. Pero fue precisamente este aceite lo que dio lugar a confusiones ya que en él también se encuentra otra vitamina liposoluble, la vitamina A. Este hecho y la especial circunstancia de que también la luz solar era capaz de curar la enfermedad, motivó que hasta el año 1919 no se estableciera la relación entre los rayos ultravioleta y la actividad antirraquítica de nada menos seis sustancias aparentemente similares, más otras diez que tienen un comportamiento igual. Y así, en 1930 se aisló por fin la forma activa de lo que se denominó vitamina D o calciferol, quizás por su relación con el metabolismo del calcio.

Fue casi de inmediato que se encontrara el motivo por el cual los rayos solares eran capaces de curar también la carencia de vitamina D, al demostrarse la existencia de una prehormona en la piel, la cual se convierte en calciferol por la irradiación ultravioleta.

Características:

Ahora sabemos que todas las variantes de esta vitamina son esteroles, siendo la más activa de ellas, al menos para el hombre, la D2 o ergocalciferol, la cual aparece como cristales incoloros, insolubles en agua, pero solubles en grasas animales y alcohol.

Las fuentes naturales de la vitamina D3 activa, (7-deshidrocolesterol), no son muy abundantes en la naturaleza y las únicas que la contienen en cantidades significativas son el hígado y las vísceras de peces. La leche suele contener alguna pequeña cantidad (2 U.I./100 gr), si la vaca ha permanecido mucho tiempo al aire libre o el líquido ha sido irradiado. También aparece algo en el queso (10 U.I./100 gr), la yema de huevo (50 U.I./100 gr) y bastante en el salmón (hasta 50.000 U.I./100 gr)

Esta vitamina se puede considerar un prehormona con varios metabolitos activos, la cual es convertida por el hígado en una forma utilizable mediante la circulación enterohepática y su reabsorción por el intestino. Después será el riñón quien intervenga en el proceso al hidrolizarla a una forma más activa para así aumentar con su presencia la absorción del calcio y promover la formación del mineral en los huesos. En todo este proceso interviene la hormona paratiroidea PTH y el fósforo.

Funciones orgánicas:

Está muy relacionada con el metabolismo del calcio y del fósforo, siendo indispensable para el crecimiento óseo y dental. Parece ser que su principal función es aumentar la absorción intestinal de estos dos minerales, aunque también tiene un efecto directo sobre la calcificación al aumentar el depósito de fosfato cálcico en los huesos.

Así mismo, aumenta la filtración de fosfatos en los riñones y se cree que actúa sobre la fosfatasa alcalina.

De una manera resumida podemos decir que la vitamina D favorece el transporte del calcio y el fósforo a nivel intestinal, estimula la mineralización en los huesos promoviendo la biosíntesis y la maduración del colágeno y movilizando el calcio hacia el compartimiento líquido del hueso, de una manera similar a la PTH, mantiene la integridad muscular mediante la transferencia de calcio y fósforo. También inhibe la secreción de la hormona paratiroidea PTH y posee cierta actividad antitumoral a través del sistema linfomedular.

Datos de laboratorio:

Identificando las proteínas específicas se puede medir en el plasma la cantidad de vitamina D y otros esteroles, encontrándose cantidades inapreciables en el raquitismo, mientras que la fosfatasa alcalina está aumentada. El calcio sérico puede ser normal o algo bajo, dependiendo de la eficacia del aumento en la actividad de la glándula paratiroides, la cual trata de suplir el déficit orgánico de la vitamina. Por tanto, es normal encontrar también una mayor cantidad de hormona PTH, lo mismo que es normal que el calcio urinario esté muy bajo, salvo que exista acidosis.

Las alteraciones radiológicas se hacen evidentes en el tercer mes de vida e incluso en el nacimiento, especialmente en los casos en que la madre ya acusaba deficiencia de vitamina D o calcio.

Se pueden encontrar con facilidad en los extremos distales del cúbito y el radio, ya que la diáfisis pierde sus contornos claros, adoptan forma de copa y muestran cierta osteoporosis.

También aumenta la distancia entre los extremos del cúbito y el radio, disminuye la densidad de las sombras de la diáfisis y los huesos se curvan en la unión con el cartílago.

El tratamiento adecuado permite que se depositen calcio y fósforo en los cartílagos en poco más de 24 horas, reanudándose inmediatamente la formación normal del hueso.

Las necesidades diarias aún no están fijadas con seguridad, ya que por desgracia el margen de toxicidad está muy cercano al de las demandas. Desaconsejadas totalmente las dosis masivas que se aplicaban al principio del invierno, incluso junto a la vitamina A, ahora se prefiere recomendar la exposición temprana de los niños al sol o en su defecto utilizar dosis que oscilan entre 400 y 1.000 U.I/día, suspendiéndola en los meses de verano. La dosis en la mujer lactante puede ser de 800 U.I./día no existiendo ninguna recomendación en los adultos, ya que se cree que no es necesaria para su salud.

Deficiencias:

La carencia de vitamina D provoca una inhibición en el crecimiento, con pérdida de peso, disminución del apetito, respiración acelerada y una mayor predisposición a los calambres.

Hay un aumento en la epífisis ósea, con curvatura y fragilidad de los huesos de las extremidades, del esternón, la columna vertebral, la pelvis y el cráneo. También se alteran la dentición y los andares son rígidos, titubeantes y los niños adoptan malas posturas o incluso se quedan cojos.

Pueden darse también hepatopatías y colecistitis, convulsiones y trastornos en la absorción del calcio.

**Enfermedades carenciales:**

*Raquitismo:*

Los primeros síntomas no se dan precisamente en el esqueleto sino en el sistema nervioso y es normal encontrarse con un niño nervioso, irritable, que duerme mal y con grandes sudores. Después aparecen perturbaciones gastrointestinales y las primeras deformaciones del esqueleto, centradas en el cráneo, el cual acusa ya el defecto de mineralización.

Si el lactante es mayor se retrasan los primeros pasos, el gateo es su forma de desplazarse y hay un peculiar abombamiento del cráneo con reblandecimiento general, aunque más localizado en los huesos occipital y parietal a lo largo de la sutura lambdoidea. Después es cuando se generalizan del todo las alteraciones y aparece la protuberancia craneal característica del raquitismo con retraso en el cierre de las fontanelas.

Si la enfermedad se declara entre los años 1 y 4 hay un aumento de los cartílagos epifisarios del cúbito, radio, tibia y peroné, lo que produce las clásicas piernas abombadas y la deformación de la columna. La primera dentición se retrasa y los primeros dientes salen de forma desordenada, justo al mismo tiempo en que las articulaciones costales se agrandan y el abdomen aparece ya abultado. En estos momentos pueden darse convulsiones, especialmente intensas si la enfermedad coincide con infecciones. Los niños mayores tienen dolores al andar y de no corregirse las deformaciones de las piernas pueden quedar para toda la vida, con más motivo si los padres insisten en ponerle a andar antes de que la enfermedad quede curada totalmente. La mayoría de los "pies planos" se dan precisamente en esa edad y a causa de un raquitismo no curado a tiempo.

Estas deformaciones también afectarán a la formación adecuada de la pelvis y si el enfermo es hembra tendrá dificultades en los partos.

La dosis aconsejada es de 1.600 U.I. diarias, comenzando a normalizarse los niveles séricos a partir del 2º día, mientras que los del fósforo lo hará a los diez días y el calcio a las tres semanas. Alrededor del mes de tratamiento todos los niveles estarán ya normalizados, aunque quizás haya que prolongar el tratamiento algo más si hay hipocalcemia.

*Osteomalacia:*
Es el equivalente al raquitismo infantil, pero  en el adulto, aunque ahora se da más por carencia de calcio que por deficiencia en vitamina D. Hay una desmineralización que produce, entre otros trastornos, una fusión en la epífisis, deformación de la columna vertebral y la pelvis y las laminillas fibrosas se pueden ver con facilidad en las radiografías. Aumenta la convexidad del hueso sacro, los bordes del ilíaco se aplastan, el extremo superior de la pelvis se vuelve asimétrico y se estrecha más. En estas circunstancias un parto normal es casi imposible.

A medida en que sigue el ablandamiento óseo el peso hace que los huesos largos se doblen, las vértebras se acorten en sentido vertical y se producen fracturas sin motivo. Por ello y siempre que nos encontremos a un adulto con problemas de columna es necesario averiguar sus niveles de calcio y vitamina D.

Esta enfermedad, no obstante, hay que diferenciarla de otras que también producen descalcificación generalizada, como es el hiperparatiroidismo, la osteoporosis senil o posmenopáusica, la osteoporosis del hipertiroidismo, el síndrome de Cushing o la atrofia por inactividad.

El tratamiento incluye una dosis adecuada de calcio y fósforo, una ligera actividad muscular, algo de exposición al sol y quizás dosis pequeñas de vitamina D, aunque a veces no es aprovechada por el organismo a causa de un defecto de los receptores.

La diarrea crónica, el embarazo, la lactancia y la ingestión de corticoides pueden provocar síntomas similares a la osteomalacia que requerirán un tratamiento similar.

OTRAS APLICACIONES DE LA VITAMINA D NO CARENCIALES:

*Osteoporosis*: Especialmente en las producidas por la administración de corticoides.
*Embarazo*: Como profiláctico del raquitismo del niño y de la osteomalacia puerperal.
*Lactancia*: Como profiláctico del raquitismo.
*Tetania*: Se administrará junto al tratamiento específico hormonal mientras exista el déficit paratiroideo.
*Afecciones gastrointestinales* crónicas: Cuando existan trastornos en la absorción de las grasas.
*Fractura*s *espontáneas*: En niños pequeños y ancianos.
*Retrasos en la dentición*: Cuando existan riesgos de poca absorción del calcio y el fósforo.
*Enfermedades infecciosas prolongadas*: Especialmente si hay abundante sudoración y poco apetito.
*Tuberculosis*: Puede ser útil en las formas óseas.
*Alergias*: En unión al calcio.
*Distonías neurovegetativas*: Por su acción sobre el sistema vegetativo se puede aplicar en las depresiones del adulto y en las manifestaciones emocionales del raquitismo infantil.

También se puede aplicar en:

Rinitis vasomotoras, asma bronquial, eczemas, anemias y enfermedad de Basedow. También en las heridas, quemaduras, osteomielitis, cataratas y leucorrea inespecífica.

Se recomienda su ingestión en el tratamiento del Lupus, junto a una dieta rica en calcio, así como para mejorar la permeabilidad capilar.

Recientemente se ha demostrado su eficacia en los cuadros depresivos, y en la restauración de los telómeros, la parte distal de los cromosomas que determina la longevidad.

## HIPERVITAMINOSIS D

Se conocen casos de hipervitaminosis en lactantes después de la administración de 40.000 U .I. durante un mes y de 100.000 U.I. en adultos durante varios meses. La mejor manera de evitar estas alteraciones es realizar frecuentes análisis de calcio, el cual puede superar los 16 mg/dl.

Los síntomas de la hipervitaminosis D consisten en anorexia, náusea, vómitos, debilidad y nerviosismo. La función renal se altera dando lugar a poliuria y se producen calcificaciones renales. Aunque estos datos se encuentran también en la hipercalcemia, si se comprueba la ingestión de vitamina D es fácil establecer el diagnóstico diferencial.
Aunque muy poco frecuentemente se han observado intoxicaciones en lactantes con solamente 2.000 U.I., pero se piensa que son reacciones individuales de hipersensibilidad y se deben a un problema metabólico y no a un exceso de dosis.
El tratamiento consiste en suprimir la vitamina, dar una dieta pobre en calcio, mantener la orina ácida y quizás dar corticoides.
El daño puede ser reversible si no existen lesiones renales.

# VITAMINA E
## Tocoferol (C29 H50 02)

Descubiertas las carencias en el año 1920 por Matthill y Conklin, gracias a sus observaciones sobre una dieta especial de leche en las ratas, se aisló dos años después el elemento que faltaba merced a Evans y Bishop que lo encontraron en la lechuga y en el germen de trigo, lográndose su síntesis total en 1938. Después todavía tuvieron que transcurrir varios años hasta que los profesionales reconocieran su papel esencial en la nutrición humana.

Características:
Aunque se han identificado cuatro diferentes tocoferoles, alfa, beta, gamma y delta, es el alfa tocoferol el más activo de todos, mientras que el delta tocoferol es el que mayor poder antioxidante posee. La forma alfa es un aceite amarillo, insoluble en agua y soluble en disolventes orgánicos y grasas, oxidándose con facilidad salvo que se presente como acetato.
Aunque se oxida con facilidad tiene, sin embargo, una gran capacidad como antioxidante y por ello se le emplea habitualmente para evitar el enranciamiento de los lípidos, como por ejemplo los ácidos grasos poliinsaturados y la vitamina A, a la cual protege y potencia.
 Este efecto ha motivado su imparable despegue en los últimos años al saber la importancia que tienen en el ser humano los antioxidantes, entre los cuales el selenio y la vitamina E son dos de los más activos. Antes de ello, su importancia como nutriente estaba en entredicho y pocos médicos lo empleaban como terapéutico.

Es estable al calor y a los ácidos, pero sensible a los álcalis, la luz ultravioleta y el oxígeno, destruyéndose en contacto con el hierro, el plomo y grasas rancias. Al no ser soluble en agua no es destruida en la cocción de los alimentos, aunque sí por la congelación, salvo que se emplee como acetato.

Funciones orgánicas:
Aunque como ya hemos dicho todavía no sabemos apenas nada esencial sobre este nutriente, se le atribuye un papel esencial en la respiración celular por su acción sobre los niveles de la coenzima A y de ubiquinona.
Este enzima es importante en el transporte de electrones y parece estar relacionado directamente con la vitamina E, lo que le hace mucho más interesante como portador de hidrógeno en la cadena respiratoria.
Su papel antioxidante mantiene la integridad de la membrana celular y evita la prematura destrucción de los hematíes, protegiendo igualmente a la vitamina C presente en los alimentos.

La absorción de vitamina E es parecida a otras vitaminas liposolubles y probablemente va unida a la ingesta de grasas y a la presencia de sales biliares. Su almacenamiento tiene lugar en el tejido adiposo y el hígado, aunque no se sabe si de esta forma está disponible para poder ser utilizado como antioxidante de la vitamina A y los carotenos.
En el adulto la dosis normal en el suero es de 1 mg/100 ml y en los recién nacidos es de 0,2 mg/100 ml, admitiéndose como ingesta recomendable entre 3 y 15 mg diarios, salvo que la dieta contenga grandes cantidades de grasas no saturadas, en cuyo caso habría que aumentar la dosis.

Es vital para el metabolismo del hígado, protegiéndole de la degeneración grasa y las hemorragias, participa en la formación y funciones del tejido muscular liso y estriado, igualmente en el miocardio, protege del deterioro a la glándula suprarrenal y es esencial en la formación de las fibras colágenas y elásticas del tejido conjuntivo.

Indispensable para la maduración normal de la célula germinal del hombre y para el normal funcionamiento de la placenta en la mujer, parece ser que interviene en una forma preliminar de la hormona gonadotropa prolán, aunque esta hipótesis no ha podido ser confirmada al ser la vitamina E liposoluble y la hormona un compuesto albuminoide soluble en agua. También interviene en la formación de la hormona del cuerpo lúteo.

Fuentes principales:
Aunque en pequeñas cantidades, la encontramos en los gérmenes de cereales, especialmente del trigo, en las lechugas, los cacahuetes, la leche y la yema de huevo (1 ml/100 gr), por poner solamente algunos ejemplos ya que se encuentra tan ampliamente difundida por la naturaleza que es raro que el ser humano tenga carencias significativas de esta vitamina. También la encontramos en abundancia en la mantequilla (2,4 ml/100 gr), las semillas de algodón (90 ml/100 gr), las nueces (22 ml/100 gr), las legumbres y los aceites vegetales (140 ml/100 gr.)

Deficiencias en animales:
He creído conveniente poner los datos de las carencias nutritivas de esta vitamina en los animales, ya que han sido plenamente demostradas y con algunas reservas se pueden quizás extrapolar a los seres humanos.

Su carencia produce degeneración de los testículos ocasionando esterilidad, muerte de los fetos de hembras con avitaminosis, distrofia muscular y defectos serios del sistema nervioso central y vascular.

En los pollos aparecen atrofias musculares que les hace imposible estar en pie, anormalidad embrionaria y muerte prematura, así como encefalopatías irreversibles. En los animales jóvenes hay alteraciones vasculares con hemorragias que abarcan hasta al cordón umbilical, extendiéndose con posterioridad a todos los tejidos blandos.

En las ratas hay necrosis hepática y degeneración del miocardio, mientras que los corderos acusan rigidez muscular, degeneración del sistema nervioso y reabsorción de los fetos muertos.

Deficiencias en el hombre:

Todavía sin confirmar a pesar de los muchos años de investigaciones, se han observado carencias en niños aquejados de esprúe, enfermedad fibroquística del páncreas y otras formas de malabsorción. En ellos aparece pigmentación ceroide y *atrofias musculares* que recuerdan a las de los animales enfermos.

También se produce creatinuria y destrucción anormal de los glóbulos rojos, además de un transporte deficiente de proteínas.

En los adultos las avitaminosis son aún más raras y solamente están demostradas algunas alteraciones en la absorción de las grasas, especialmente si la dieta contiene cantidades muy altas de ácidos grasos insaturados. También se han mencionado algunas pequeñas carencias en pacientes aquejados de úlcera péptica, quizás por un efecto de autooxidación de las grasas.

Del mismo modo y sin que tenga relación con una carencia demostrada, parece ser que la cojera *intermitente* se beneficia con la administración de 400 mg diarios.

Más recientemente algunos investigadores la emplean para aumentar la vida de los hematíes en las *anemias* rebeldes al tratamiento, en los edemas y la *dermatitis* descamativa y en el aumento de la *hemólisis* por peróxido en los prematuros.

La dosis terapéutica más utilizada abarca desde los 5 a 30 mg/ día en los niños y los 100 a 600 mg/ día en los adultos.

Otras aplicaciones terapéuticas:

En este apartado se incluyen todas aquellas enfermedades en las cuales la aplicación continuada de la vitamina E tiene algún efecto beneficioso, esté o no relacionado con su carencia.

*Esterilidad masculina*: Asociada a la vitamina A cuando exista posibilidad de degeneración del epitelio germinal.

*Criptoquirdia*: Antes de administrar hormonas gonadotropinas se puede hacer un ensayo con vitamina E en niños que no hayan cumplido los seis años de edad. Posteriormente, el tratamiento solamente con la vitamina no da resultado.

*Embarazo*: Es útil para asegurar la absorción por el feto de las sustancias nutritivas del organismo materno y para el buen funcionamiento de la placenta.

*Aborto*: Cuando exista infantilismo genital en la mujer, en casos de aborto habitual o en la amenaza de aborto. También cuando existan tendencias a partos prematuros o partos de fetos muertos. Hay que asociarla a la vitamina C.

*Climaterio femenino*: La menopausia es una buena indicación, mucho más en sus comienzos y con más razón cuando se den vaginitis por sequedad de la mucosa y prurito vulvar.

*Metrorragias*: Por hiperfoliculismo.

*Riesgo de trombosis*: Asociada al ácido acetilsalicílico.

*Síndrome adiposo-genital*: En los casos que aparecen en la pubertad y en todas las obesidades.

*Cretinismo*: En todas las formas endémicas ya que es coadyuvante en la formación de la hormona tiroidea.

*Afecciones* del *tejido conjuntivo*: Y en las afecciones oculares.

*Insuficiencia coronaria*: Por su acción antioxidante de los ácidos grasos es útil en todos los accidentes cardiovasculares, en la arteriosclerosis, la degeneración del miocardio y las úlceras varicosas.

*Cirrosis hepática:* Por su papel protector hepático y para prevenir su degeneración grasa.

*Jaquecas*: Asociada eventualmente a la vitamina A.

*Piorrea*: Asociada a las vitaminas A, B y C.

*Lupus eritematoso*: Tanto en su fase crónica como en las formas escleróticas.

*Inmunidad deprimida*: Junto a la vitamina C y A.

*Distrofia muscular* progresiva: Unida al selenio.

*Fiebre reumática*: Unida al cobre

*Envejecimiento prematuro*: Para prevenir y corregir las arrugas y estimular la glándula pineal.

## TOXICIDAD

Se han registrado casos de toxicidad relativa cuando se administran dosis altas a lactantes de bajo peso e incluso han quedado registrados fallecimientos de prematuros a causa de deterioro pulmonar e insuficiencias hepática y renal por administrarla intravenosamente. Otros autores mencionan algún caso de enterocolitis necrosante y sepsis, quizás por un aumento en la destrucción de linfocitos y macrófagos.

# VITAMINA K
## Menadiona

Descubrimiento:
Fue en 1929, en Copenhague (Dinamarca), cuando el investigador Dam estudió la aparición de hemorragias en aves alimentadas con una dieta pobre en grasas. La disminución de la coagulabilidad sanguínea producía hemorragias subcutáneas e intramusculares y pronto se sospechó la carencia de un factor antihemorrágico, el cual fue aislado entre 1935 y 1939, siendo en este último año cuando se descubrió su composición química y se obtuvo sintéticamente. El mencionado factor, al que se le denominó vitamina K (koagulations vitamin), era el responsable de la disminución de la protrombina, aunque posteriormente se descubrió que no era uno sino varios, los que tenían esa misma actividad K.

Características:
Todos los compuestos antihemorrágicos están relacionados con el 2-metil-1, 4-nafto-quinona (menadiona), los cuales catalizan la síntesis de diastasas capaces de transformar el fibrinógeno del plasma en fibrina o cuajarón.
Las tres quinonas reconocidas con actividad de vitamina K son la filoquinona o K1, la menoquinona o K2 y el más utilizado, el compuesto menadiona o K3, el cual es con mucho el más eficaz de todos, al menos en cuanto a su efecto inmediato como antihemorrágico, quizás porque carece de la larga cadena lateral de las vitaminas naturales.
Las vitaminas K1 (filoquinona) y K2 (menoquinona) son únicamente solubles en disolventes orgánicos, siendo la primera un aceite amarillo y la segunda con estructura de cristales

también amarillos. Los productos sintéticos, entre los cuales se haya la K3 o menadiona, tienen la ventaja de ser solubles en agua y grasas y sus cristales incoloros dan lugar a una solución estable.

Bastante resistente al calor y menos a la acción de los rayos ultravioleta, no es destruida por la cocción ordinaria y al no ser solubles en agua no son eliminadas con el agua restante, teniendo como desventaja su poca estabilidad ante los álcalis.

Al ser una vitamina liposoluble se absorbe bien en presencia de grasas y también necesita la acción de las sales biliares para ser asimilada correctamente por el aparato digestivo, desde donde pasa al hígado. Dada su poca capacidad para ser acumulada durante largos períodos de carencia, las deficiencias se pueden notar al cabo de solamente una semana de déficit y mucho antes si la absorción disminuye. En este sentido, hay que insistir en que las dietas pobres en grasas generarán invariablemente trastornos serios en la ingestión y absorción de las vitaminas liposolubles, dando lugar a enfermedades serias en corto espacio de tiempo.

Antagonistas:

Como la mayoría de las vitaminas, la vitamina K también tiene antagonistas que impiden su aprovechamiento, los cuales darán lugar a las mismas alteraciones que se producen en caso de avitaminosis. Los más conocidos y en este caso utilizados por la medicina, son el dicumarol, la marcumar, la warfarina y la fenilindanediona, los cuales son algunos de los compuestos químicos empleados como anticoagulantes en aquellas enfermedades en las cuales el riesgo de trombosis por hipercoagulación puede desencadenar enfermedades mortales.

La actividad de la vitamina K puede estar también disminuida a causa de enfermedades que provocan malabsorción debida a falta de sales biliares, en especial en pacientes con fístulas biliares externas, ictericia obstructiva o dosis continuadas de aceites minerales. Las hepatopatías graves inhiben la síntesis de la protrombina y esta alteración no responde a la administración de vitamina K.

Absorción:
La vitamina K puede provenir de algunos alimentos, aunque las necesidades diarias se cubren principalmente gracias a que puede ser sintetizada por el organismo a partir de las bacterias intestinales. La falta de dicha flora intestinal explica ya la carencia de protrombina que se observa durante los primeros días de vida de un recién nacido.

Del mismo modo, los tratamientos con sulfamidas no absorbibles, los antibióticos orales y las enfermedades hepáticas, pueden interferir en la síntesis de la vitamina K intestinal.
Su presencia también es imprescindible para que varias proteínas relacionadas con la coagulación consigan la conversión del factor soluble fibrinógeno en otro insoluble llamado fibrina, el cual será el que forme el coágulo sanguíneo. También se cree que actúa en el sistema de transporte de electrones y por ello en la fosforilación oxidativa.

Deficiencias:
No siempre una alteración de la coagulación, por déficit, es producida por una carencia de vitamina K y un dato imprescindible para establecer el diagnóstico diferencial es el alargamiento del tiempo de protrombina el cual siempre está alargado en la avitaminosis K, quizás por disminución de una glucoproteína plasmática. Por tanto, un tiempo de protrombina

normal descarta ya la carencia de vitamina K y no procede su administración ya que no tendrá ningún efecto.

La administración de anticoagulantes y salicitatos provocan hemorragias, de la misma manera que lo hacen el escorbuto, la púrpura alérgica, la leucemia y la trombocitopenia, las cuales no responden a la vitamina K.

Las hepatopatías, sin embargo, sí responden a su administración en un plazo de apenas 4 horas y por ese motivo se utiliza como método de diagnóstico rápido para detectar afecciones hepáticas.

Fuentes principales:
La vitamina K1 se encuentra ampliamente difundida por la naturaleza siendo la alfalfa su mejor fuente, seguida de la planta medicinal Bolsa de pastor. Otras plantas tienen actividad antihemorrágica, quizás por favorecer la síntesis de la vitamina y entre ellas tenemos a la Hamamelis, Bistorta, Ciprés e Hydrastis.

También la encontramos en cantidades altas en las patatas (0,08 mg/100 gr), las espinacas (4,2 mr/100 gr), la col rizada (3,2 ml/100 gr), las zanahorias (0,1 mg/100 gr), los guisantes (0,3 mg/100 gr) y los tomates (0,4 mg/100 gr.) También se haya presente en el salvado de trigo, los brotes de soja y los aceites vegetales.

Los alimentos de procedencia animal también poseen vitamina K y entre ellos están el hígado de cerdo (0,4 mg/100 gr), los huevos (0,02 mg/100 gr) y la leche de vaca (0,002 mg/100 gr.) La leche materna contiene también cantidades apreciables (0,02 mg/100 gr), aunque es bastante normal aplicar una pequeña dosis en el momento del nacimiento para prevenir ciertas enfermedades biliares.

Síntomas:

Dada la gravedad que pueden conllevar las alteraciones en la coagulación sanguínea es importante destacar los síntomas a tener en cuenta en las avitaminosis K.

Suelen darse alteraciones hemorrágicas en enfermedades como la ictericia obstructiva, la cual genera un sangrado a partir del 4º o 5º día, el cual se declara con lentitud a partir de una herida natural o quirúrgica, siendo también normal que aparezca a través de las encías, la nariz o cualquier mucosa. De localizarse en el tracto gastrointestinal el pronóstico puede ser grave si no se detecta a tiempo, ya que lo que en un principio es lento degenera en una hemorragia masiva en pocas horas. Los recién nacidos están especialmente expuestos a este tipo de hemorragias, craneales sobretodo, lo mismo que los lactantes que no han recibido una dosis preventiva de vitamina K en el momento del nacimiento. La leche materna contiene muy poca cantidad de vitamina útil como para prevenir los posibles estados carenciales.

El tratamiento de urgencia obliga a emplear la vía intramuscular o la subcutánea como forma más inofensiva, empleando la fitonadiona a dosis de 10 mg En casos urgentes se suelen emplear hasta 50 mg disueltos en dextrosa por vía intravenosa a una velocidad no superior a 1 mg por minuto, dosis que se puede repetir a las 6 horas. De cualquier forma la vía oral aplicada preventivamente en personas predispuestas es la mejor tolerada y la que menos efectos secundarios puede generar.

Enfermedades carenciales:

En este apartado incluimos no solamente aquellas enfermedades puramente nutritivas, carenciales, sino aquellas otras alteraciones que producen deficiencias en la absorción o utilización de la vitamina K.

*Hemorragias en el recién nacido:* Muy normales a menos que la madre haya tomado con anterioridad alimentos ricos en vitamina K. Para prevenirlas los médicos aplican 0,5 mg por vía intramuscular a los recién nacidos, con lo que reducen los riesgos de hemorragia intracraneal por el traumatismo del parto. Otros especialistas prefieren tratar a la madre una semana antes y administran 5 mg de vitamina K1 o 2 mg seis horas antes del parto.

Una vez finalizado el parto y con él el peligro de hemorragias craneales, el peligro no ha desaparecido para el bebé ya que su nivel de protrombina es muy bajo y su flora intestinal aún no está preparada para elaborarla. Por tanto, la prevención es la norma a seguir.

*Absorción insuficiente:* La deficiente absorción de las vitaminas liposolubles se da en enfermedades que alteran la absorción de grasas o por ausencia de sales biliares en el tracto intestinal. El problema es más grave cuando existe ya un almacenamiento pobre anterior, como ocurre en el esprúe tropical o la ictericia obstructiva. En estos enfermos antes de someterles a una operación quirúrgica hay que administrarles vitamina K, incluso por vía oral ya que la forma sintética no depende para su absorción de las sales biliares.

*Tratamiento con anticoagulantes:* Suelen ser del tipo de cumarinas o indanediona, los cuales actúan como reductores de la protrombina, lo que da lugar a riegos serios de hemorragias. La administración de vitamina K restablece rápidamente los niveles de coagulación, aunque hay que tener en cuenta que las formas sintéticas no actúan en esta circunstancia.

*Utilización inadecuada*: Las enfermedades hepáticas provocan casi siempre unos niveles de coagulación muy bajos, los cuales no responden a la vitamina K. Del mismo modo el empleo de antibióticos que puedan alterar la flora intestinal no solamente impedirá la elaboración de la vitamina K intestinal sino que dificultará el aprovechamiento de la ya existente.

**HIPERVITAMINOSIS**

Se han dado casos de hipervitaminosis K en los recién nacidos que han recibido dosis altas de menadiona, provocándoles anemia y hemólisis, así como hiperbilirrubinemia y eritroblastosis.

Las últimas experiencias con la vitamina K2, resaltan su utilidad en:

- Ayuda a construir huesos fuertes y mantenerlos sanos*
- Ayuda a estimular el sistema vascular (arterias y venas)*
- Promueve la salud del corazón*
- Le ayuda a combatir el envejecimiento prematuro*
- Mejora la función de la memoria*

## VITAMINA F
## Ácidos grasos esenciales

Aunque sin ser considerados como una vitamina, ya que a fin de cuentas no son aminas, el hecho de que sean solubles en grasas y formen parte también de los nutrientes considerados básicos para la salud, han motivado que bajo el nombre de vitamina F se engloben una serie de sustancias emparentadas entre sí y con similares acciones en el organismo.

Además, el hecho de que el organismo no pueda elaborarlos y su aportación deba de ser a partir de los alimentos, es otro motivo para incluirlos en este apartado de vitaminas liposolubles.

Características:
Los ácidos grasos poliinsaturados comunes presentes en la mayoría de los vegetales y los cereales tienen dos enlaces dobles, mientras que los altamente poliinsaturados, presentes en los pescados azules, contienen 5 y 6 enlaces dobles.

El ácido linoleico puede ser convertido en otra grasa poliinsaturada, el ácido alfalinoleico, el cual contiene ya 3 enlaces dobles entre los átomos de carbono. A su vez, el ácido linoleico puede convertirse en ácido eicosapentanoico en los animales y en el hombre.

Toda esta aparentemente complicación química viene a demostrar la facilidad con la cual podemos modificar el ácido linoleico básico para lograr compuestos grasos mucho más útiles para el hombre. A fin de cuentas esto es lo que hace el metabolismo en nuestro interior, ya que en forma pura no tienen ninguna actividad biológica. El único tipo de ácido linoleico que puede ser convertido en sustancias biológicamente útiles es el que se conoce como ácido cislinoleico y que se encuentra en abundancia  en los aceites de maíz y girasol sin adulterar. En el caso de refinar o prensar con disolventes o calor las semillas, los ácidos grasos biológicamente activos se convierten en ácidos trans, una forma inactiva.

Fuentes principales:

El ácido linoleico es la principal grasa poliinsaturada de nuestra dieta y la podemos encontrar en los pescados azules, unido a otros ácidos grasos como el eicosapentanoico y el docosaexanóico. En las hojas verdes de los vegetales encontramos el ácido linoleico el cual se transformará en ácido alfalinoleico.

No obstante, la forma más segura de ingerir ácidos grasos esenciales sigue siendo mediante los aceites vírgenes de semillas, en especial el de maíz, soja, girasol y germen de trigo, sin olvidar la lecitina, compuesto graso comercializado bajo diferentes maneras y que nos puede suministrar sin problemas la cantidad diaria requerida.

Cantidades muy altas de este ácido graso esencial lo contienen las semillas de lino, las de prímula y los aceites de hígado de pescado.

En menor proporción también lo encontramos en el aceite de cártamo, el hígado de mamíferos, los riñones, sesos y carne magra, el aceite de oliva, el pan integral, las legumbres, las hortalizas verdes, el pescado y el marisco.

Funciones orgánicas:

Son una parte esencial de la nutrición humana ya que realizan toda clase de funciones vitales dentro del organismo, entre ellas: proporcionar energía, mantener la temperatura corporal, aislar los nervios de su entorno manteniendo la vaina de mielina íntegra, actuar de protector de los tejidos, mantener la integridad de la pared celular y ser precursores de las hormonas prostaglandinas.

Por todo ello se admite que al menos el 3% de las calorías de nuestra dieta debería estar compuesta de estos ácidos grasos esenciales, llegando al 5% en niños y embarazadas. Solamente por el hecho de que nuestro cerebro está constituido en un 60% de lípidos, siendo los ácidos grasos esenciales una parte importante de esta proporción, podemos comprender su importancia.

Su papel es esencial en el mantenimiento de las membranas celulares, ya que su permeabilidad y flexibilidad dependerá de la cantidad de ácidos grasos que lleguen a ellas.

Circunstancia ésta vital en el desarrollo de los linfocitos, los glóbulos blancos, cuya capacidad como sistema defensivo depende en parte de su pared celular. Una pared rígida, por carencia de ácidos grasos, puede generar un desastre ante una infección.

Estados carenciales conocidos:

• Deficiencias en el funcionamiento cerebral, tanto en niños como en ancianos.
• Sequedad del lagrimal, glándulas de la saliva y mucosas en general.
• Piel seca, especialmente vulvar.
• Trastornos en la reproducción.
• Enfermedades degenerativas del sistema nervioso.
• Mala función cardiaca y circulatoria.
• Enfermedades psíquicas del comportamiento.
• Heridas con mala cicatrización.
• Enfermedades reumáticas.
• Fallo en el sistema inmunológico.

Deficiencias por elementos bloqueantes de su absorción y síntesis:

43

- Carencia de Zinc en la alimentación.
- Carencia de vitamina E.
- Carencia de vitamina B6.
- Diabetes mal tratada.
- Alcoholismo y degeneración hepática.
- Exceso de grasas saturadas en la alimentación.
- Hipercolesterolemia.
- Radiaciones
- Infecciones víricas prolongadas o que afecten al sistema inmunológico.
- Consumo de grasas vegetales refinadas.
- Consumo de dulces realizados con azúcar blanco.

Enfermedades que responden bien al tratamiento con ácidos grasos saturados:

- Enfermedad benigna del pecho (mastopatías, quistes)
- Dismenorrea con poca secreción de flujo.
- Senos poco desarrollados.
- Riesgo de trombosis por excesiva agregabilidad plaquetaria.
- Hipertensión y arteriosclerosis.
- Eccema atópico.
- Hiperactividad infantil.
- Demencia senil.
- Asma y jaquecas de origen alérgico.
- Caspa seca y caída del cabello.
- Uñas quebradizas.
- Poca producción de lágrimas.
- Artritis reumatoide.

- Esclerosis múltiple.
- Esquizofrenia

Los últimos experimentos han sido muy alentadores y sugieren que también se puede aplicar en:

- Cáncer hepático, de piel y estados metastásicos irreversibles.
- Temblores en el parkinsonismo.
- Depresiones nerviosas e irritabilidad.
- Lesiones diabéticas en piel y ojos, especialmente las retinopatías.
- Cirrosis biliar y diarrea crónica del anciano.
- Diabetes, junto al tratamiento habitual.
- Psoriasis.

# CAPÍTULO 3

## VITAMINAS HIDROSOLUBLES

## COMPLEJO B

Aunque inicialmente se creyó que era solamente uno sólo el componente que faltaba en la dieta de muchos enfermos, pronto se estableció una diferencia clave entre ellos, aunque con un rasgo que les diferenciaba del resto de las vitaminas: era mejor darlos conjuntamente que en forma aislada. Es más, incluso hay quien opina que el uso masivo de una de ellas desequilibra a las demás.

Todas pertenecen al grupo de las vitaminas hidrosolubles y aunque participan en procesos metabólicos estrechamente ligados entre sí, tanto su estructura química como sus funciones son distintas. Aún así, las deficiencias son en general múltiples y raramente se observa la carencia de una sola.

El organismo es incapaz de sintetizarlas o de almacenarlas y por ello cualquier reducción en su aporte o asimilación ofrece el riesgo de originar una deficiencia. Estas deficiencias pueden darse, además, por trastornos en la fosforilación, lo cual provoca el que estas vitaminas sean incapaces de transformarse en sus coenzimas, alteración provocada por enfermedades tales como lesiones hepáticas, insuficiencia suprarrenal o falta de proteínas. Incluso parece probable que la administración de dosis altas de vitamina B en estos casos puede incrementar la falta de la coenzima. Tal es así que existen numerosos preparados farmacéuticos que ya contienen las vitaminas en unión a sus coenzimas, lo que obviamente asegura su absorción.

Algunos datos de interés:

• Los antibióticos se oponen a la síntesis de estas vitaminas y pueden darse carencias con facilidad al estar disminuida la flora intestinal útil.
• Su fuente natural principal se encuentra en la levadura de cerveza.
• El complejo B potencia la acción del hierro.
• Dosis altas del complejo B pueden interferir la acción lipotrópica de la colina y el inositol, hecho que puede dificultar la curación de enfermedades hepáticas tratadas con ellos.

## VITAMINA B-1
### Aneurina, Tiamina

Descubrimiento:
Su enfermedad carencial, el beri beri, se conocía ya en el año 2,600 a. de C. siendo además la primera vez que se estudió las deficiencias nutricionales de pequeños componentes en el ser humano.

Fueron precisamente los chinos los más afectados por esta enfermedad endémica, aunque su mayor error estuvo en considerar que la culpa la tenía el arroz que consumían en grandes cantidades, llegando a pensar que tenía alguna sustancia tóxica que hacía enfermar a sus consumidores. La supresión del arroz y la ingestión de otros alimentos solía curar en poco tiempo la enfermedad, lo que indujo aún más a los médicos de entonces a pensar que en verdad era el arroz el responsable.

Y así, esta enfermedad que afectaba al sistema nervioso y diezmaba a la población, siguió sin resolverse hasta el año 1884 en que un médico japonés llamado Takaki logró curar a los marinos de la armada imperial simplemente reemplazando parte del arroz por pescado, carne y cebada, aunque sin saber dónde estaba el origen de la enfermedad. Unos años después un médico que trabajaba en la penitenciaría de Java, el Dr. Eijkamn, vio que las gallinas que estaban en el patio de la prisión y que casualmente comían también arroz, padecían la misma enfermedad de los humanos. Su conclusión llevaba el camino de ser tan errónea que sus colegas (arroz = a causa), sino llega a seguir observando a las mencionadas gallinas y darse cuenta de que aquellas que comían el despreciado salvado del arroz se curaban. La conclusión fue obvia: el salvado tenía algún compuesto curativo.

Pero el arroz seguía perseguido por una maldición y se le consideraba generador del terrible beri-beri, aunque ahora por lo menos ya existía tratamiento.

En 1912 y gracias a Funk, se logró aislar el factor antiberibérico presente en el salvado de trigo y dado que tenía una función amina, se propone darle el nombre de vitamina, o amina de vida, término que ha perdurado hasta hoy. Después, en 1915, el americano Mac Collun le bautiza como el factor hidrosoluble B, ya que anteriormente se había aislado la vitamina A soluble en grasas. En ese momento ya se había conseguido aislarle sintéticamente y su fórmula quedó como C12 H17 N4 OSCi-HCI.

Características:
Este compuesto, que contiene nitrógeno y azufre, es soluble en agua y se presenta en forma de cristales blancos. Es estable a la luz, al medio ácido y resiste la cocción siempre que no sea en un medio alcalino.

Sintetizada por las bacterias del tracto intestinal de la mayoría de los mamíferos, aunque muy dependiente de la dieta, es absorbida muy rápidamente por el intestino delgado y se transforma mediante fosforilación en su coenzima activo, el pirofosfato de tiamina o cocarboxilasa.

Esta reacción tiene lugar especialmente en las células hepáticas y los riñones, recibiendo los corpúsculos sanguíneos una pequeña cantidad, otra fracción algo menor de vitamina libre se queda en el plasma, mientras que los leucocitos reciben cantidades más altas. En cambio, aunque la mayoría de las células contienen vitamina el organismo no puede almacenarla, salvo en mínimas cantidades en hígado y riñones,  y debe aportarse de manera continuada en la dieta, ya que todo exceso es eliminado por la orina y la sudoración.

La vitamina B-1 puede descomponerse en el organismo y sus metabolitos eliminados por la orina, existiendo, además, un antagonista, la tiaminasa,  presente en ciertos peces, que destruye la vitamina, originando carencias si se come el pescado crudo. Del mismo modo ciertas bacterias como el bacillus tiaminolíticus también la destruye y esa es la causa, unida a la ingestión de pescado crudo, de que una gran cantidad de japoneses tengan todavía carencias.

Funciones orgánicas:

Es un factor importante en el metabolismo de los hidratos de carbono y su carencia provoca aumento de piruvatos y lactatos en la sangre, aunque no es seguro que su deficiencia provoque trastornos en la producción de acetilcolina.

Regula las cifras de glucemia favoreciendo el depósito de glucógeno en el hígado y controla el metabolismo del ácido láctico en sangre.

Interviene en el ciclo de Kreps.

Es un moderador de la actividad de las glándulas endocrinas, especialmente del tiroides y el páncreas.

Interviene en la transmisión de los impulsos nerviosos.

Regula el peristaltismo intestinal.

Su coenzima hace que la glucosa pueda degradarse en gas carbónico y agua y proporcionar energía.

Mantiene las funciones intelectuales en buen estado, especialmente la capacidad retentiva, quizás por su acción sobre la acetilcolina.

Fuentes principales:

La encontramos en abundancia en la levadura de cerveza y el germen de trigo, unida al resto de las vitaminas del grupo B lo que hace de estos alimentos una fuente idónea para cubrir carencias. La levadura de cerveza, además, mantiene la flora intestinal en buen estado y favorece con ello la absorción y metabolización de la vitamina.

Otras fuentes son: la harina de trigo entera (0,5 mg/100 gr), el arroz entero (0,5 mg/100 gr), el salvado de arroz (2,3 mg/100 gr), la carne de vaca 0,6 mg/100 gr), las aves (0,1 mg/100 gr), los guisantes (0,36 mg/100 gr), las patatas 0,1 mg/100 gr) y la leche de vaca 0,045 mg/100 gr)

La cantidad mínima diaria que se necesita oscila entre los 2 gramos en las personas muy activas, pasando por 1 gramo en las embarazadas y apenas medio gramo en los niños pequeños. Estas cifras pueden verse aumentadas en los meses de verano por la gran sudoración, en casos de diuresis aumentada, durante la toma de antibióticos, en presencia de alcohol o si tomamos medicamentos alcalinos que dificulten su absorción.

Enfermedades carenciales:

*Beri beri:*

En un principio la carencia severa de vitamina B-1 estaba centrada en aquellas personas que comían una dieta casi exclusiva de arroz descascarillado, el cual poseía en esa envoltura dura una gran cantidad de vitamina. Ello no es suficiente para desencadenar la enfermedad, salvo que vaya acompañado de una alimentación monótona y abundancia de sol, factores éstos que se dieron con frecuencia en los países orientales. La solución que se adoptó fue la de hervir los granos de arroz con su cáscara, consiguiendo así que los nutrientes pasasen al interior del grano.

Del beri -beri se conocen tres tipos: el seco, el húmedo y el cerebral. La patología del seco se centra en flaccidez de muñecas, pies y piernas; el húmedo en la formación de grandes edemas en las extremidades inferiores, mientras que el cerebral se caracteriza por las fuertes alteraciones neurológicas.

Los comienzos sintomáticos en el niño son graves y se perciben por anorexia, distensión abdominal, debilidad, dolores cólicos acompañados por vómitos, estreñimiento y disminución de orina. Esto provoca de inmediato un edema generalizado con aumento de peso, lo que puede hacer creer que el niño está sano.

Después aparece taquicardia, aumento de la frecuencia respiratoria, disnea, aumento del tamaño del corazón y síntomas de fallecimiento cardíaco.

En el adulto los síntomas no son muy diferentes y hay también anorexia, vómitos y dificultad en la absorción de los alimentos, lo que conlleva a un deterioro rápido en la salud del enfermo. Después aparece fatiga intensa, pérdida de peso, dolores en los nervios periféricos, taquicardia, palpitaciones y disnea.

En ambos es normal encontrar edema, debilidad intermitente de los músculos de la pantorrilla, piel anestesiada en los lugares del edema con acorchamiento, agotamiento muscular que llega a impedir ponerse en pie, adormecimiento de manos y pies, parálisis local, aumento del tamaño del corazón y fallo circulatorio.

Estudios más profundos sobre la carencia seria de vitamina B-1 nos hablan de una degeneración de la vaina medular a todos los niveles, lesiones de poliencefalitis hemorrágica cerebral, corazón dilatado y aumentado, fibras musculares hinchadas, fragmentadas y vascularizadas, derrames serosos a causa del edema e insuficiencia cardiaca congestiva.

En el beri-beri seco las alteraciones neurológicas son bilaterales y simétricas, afectando primordialmente a las extremidades inferiores y suelen estar precedidas de hormigueo en los dedos, calambres en las pantorrillas y dolor de piernas, lo que impide al enfermo ponerse en pie a partir de una posición en cuclillas.

 La atrofia se declara con rapidez y puede llegar a abarcar hasta los brazos. El análisis del reflejo rotuliano es una prueba diagnóstica de gran valor para medir la gravedad de la enfermedad.

En el beri-beri húmedo hay principalmente una insuficiencia cardíaca, taquicardia, mucho sudor y piel caliente. Después se declara edema pulmonar y periférico, así como vasoconstricción con extremidades frías y cianóticas.

El beri-beri cerebral suele darse en las deficiencias crónicas y se declara confusión mental, afonía y dificultad en la coordinación muscular, llegando a producirse amnesias a causa de la disminución del riego cerebral. También hay problemas oculares y en los casos graves coma y muerte.

Todas estas patologías son especialmente graves en el anciano, ya que no suelen ser detectadas a tiempo y no se sospecha que estén producidas por una enfermedad carencial tan conocida.

La dosis terapéutica en los casos leves debe ser de 10-20 mg/día en dosis fraccionadas, preferiblemente por vía oral. En los casos más graves se puede aumentar hasta 50 mg/día hasta que el olor de la orina nos demuestre que ya hay saturación. No obstante, las dosis inyectadas no están exentas de peligro ya que se conocen casos de choque anafiláctico incluso a pequeñas dosis. Hay especialistas que insisten en que el problema está en administrar la vitamina B-1 de manera aislada, ya que en unión al resto del complejo B no se dan estos problemas.

En cualquier caso, junto al resto de las vitaminas B hay que administrar magnesio y evitar la toma simultánea de glucosa la cual aumentaría las necesidades de tiamina.

Otras enfermedades semi-carenciales:

*Neuralgias*: en especial las del trigémino, aunque siempre por vía oral ya que las formas inyectadas pueden irritar el nervio ciático.

*Afecciones gastroentéricas*: con mayor razón cuando existan hemorragias y diarreas repetidas. También en presencia de vómitos, hipercloridia y gases.

*Alimentación inadecuada*: exceso de hidratos de carbono refinados, harinas o dulces.

*Cirrosis hepática:* y sus consecuencias, tales como anorexia, dispepsias, etc.

*Afecciones cardiovasculares*: taquicardia, palpitaciones, disnea, adormecimientos, pinchazos.

*Deliriums tremens*: cualquiera que sea la causa que la produjo, especialmente si hay alcoholismo crónico.

*Infecciones*: asociada a los tratamientos habituales.

*Diabetes*: como coadyuvante en los comas hipoglucémicos y para mejorar el metabolismo de la glucosa.

*Anorexia*: cualquiera que sea la causa que la produjo, tales como atonía gástrica, pérdida de fuerza, depresión nerviosa, insuficiencia circulatoria, insuficiencia suprarrenal o fiebre.

*Infarto de miocardio*: como estimulante de la circulación coronaria. En las cardiopatías de los hipertensos y embarazadas.

Otras aplicaciones no carenciales:

Acrodinia infantil.

En el íleo (parálisis intestinal) postoperatorio, con el fin de estimular la motilidad intestinal anulada por la anestesia.

En el estreñimiento atónico.

En las parálisis pos-infecciosas.

En todos los casos de intoxicación etílica, medicamentosa o profesional.

En los deportistas para disminuir los tiempos de recuperación, la fatiga muscular y las agujetas, especialmente si toman suplementos de glucosa.

En los diabéticos, hipotensos y arterioscleróticos.

En todos los casos de reumatismo, neuralgias y neuritis.

Durante el tratamiento con antibióticos.

En la insuficiencia de desarrollo infantil.

En las amenorreas primarias o premenopáusicas.

En las neurosis y depresiones, especialmente veraniegas.

En la gota y el bocio endémico.

Durante la lactancia.

En casos de insomnio rebelde.

Advertencia: Dosis altas y prolongadas en niños provocan débil resistencia a la poliomielitis.

## VITAMINA B-2
Riboflavina

Descubrimiento:
Fue a partir de los estudios realizados sobre la vitamina B-1 cuando se descubrió un factor estimulante del crecimiento, el cual resistía el calor aplicado a la levadura de cerveza. A este factor, aislado en 1920, se le denominó vitamina B-2, aunque no fue hasta 1935 cuando se determinó su constitución y se obtuvo químicamente bajo la fórmula C37 N29 N4 06.

Características:
Este derivado de la isoaloxacina, cuyo sinónimo lactoflavina hace referencia a que se encuentra en la leche de mamíferos, se presenta en cristales amarillo anaranjados que se funden solamente a partir de los 280°, siendo totalmente estable a temperaturas inferiores y no afectándole el oxígeno ambiental.
Ligeramente soluble en agua, posee un alto poder para colorear el medio en el cual se disuelve, llegando incluso a ser utilizado como colorante alimentario o para pinturas. Aunque estable en soluciones ácidas, le afectan los álcalis y los rayos ultravioletas.
Se combina con los tejidos en forma de éster de ácido fosfórico para formar dos coenzimas, los cuales a su vez entrarán a formar parte de otros grupos enzimáticos que participan en el transporte del hidrógeno. Esta propiedad hace que sea un elemento esencial en la producción de energía que luego es almacenada como ATP.

Unido al ácido fosfórico, se combina en el organismo con varias proteínas para formar sistemas enzimáticos específicos y aunque el constituyente esencial es el mismo en cada enzima, son los aminoácidos los que determinan al final la función del enzima.

Funciones orgánicas:
Favorece las acciones de oxido reducción y obra en sinergía con las vitaminas B-1 y PP, además de favorecer la absorción del magnesio y la elaboración de las hormonas tiroideas.
Influye en la absorción intestinal de los hidratos de carbono y de las grasas e interviene junto a la vitamina A en la formación de la púrpura retiniana y con la PP para prevenir y curar la Pelagra y sus secuelas.
Aunque administrada aisladamente parece que apenas tiene alguna misión útil, su presencia en los alimentos es vital, además, para estimular la síntesis de los aminoácidos, para metabolizar las grasas e impedir su depósito en el tejido adiposo.
Interviene en el metabolismo de las hormonas de la glándula suprarrenal, en la elaboración de la insulina, es un factor de crecimiento esencial en los niños y ayuda a regenerar los tejidos gastados en sobreesfuerzos musculares.
Una alimentación alcalina o el tomar suplementos alcalinos para combatir la acidez puede desencadenar una carencia de esta vitamina.

Datos de laboratorio:
La vitamina B-2 se fosforila en la mucosa intestinal durante su proceso de absorción y se almacena posteriormente en el hígado, los riñones, el bazo y el corazón, manteniéndose estos depósitos incluso aunque falte en la dieta. Se elimina por orina, coloreándola fuertemente, y su eliminación es apenas de un 12%, incluso en abundancia de sudor.

Las bacterias intestinales pueden sintetizarla, aunque en tan pequeña proporción que no puede cubrir las necesidades humanas, estando estos requerimientos en función del esfuerzo físico realizado.

Las necesidades del hombre oscilan entre los 0,6 mg/día de los recién nacidos, hasta los 2,5 mg/día de los jóvenes y las lactantes. En el embarazo se necesitan 2,0 mg/día y los hombres sedentarios 1,8 mg/día.

La vitamina B-2 presente en la leche se puede destruir hasta un 60% en menos de una hora si la exponemos al sol e incluso la que está presente en la levadura de cerveza y el germen de trigo comercializado desaparece en su mayor parte a causa del deshidrato y esterilización a que son sometidos para su conservación

Fuentes principales:

La podemos encontrar en la levadura de cerveza líquida o poco procesada, en el salvado de trigo y el germen, en la cascarilla del arroz integral, en las semillas de alfalfa, especialmente si están ya germinadas y en la mayoría de las hortalizas verdes. También en la carne y pescado no congelado ni procesado, en el hígado de mamífero, en los huevos y alimentos lácteos, en las frutas y en pequeña proporción en la cerveza y el té. La harina de trigo entero contiene 0,2 mg/100 gr, mientras que la blanca apenas 0,04 mg, el pan integral 0,09 mg/100 gr y el blanco 0,07 ; el arroz integral 0,09 mg/100 gr y el refinado 0,03 mg ; las espinacas 0,2 mg/100 gr, las alubias 0,18 mg/100 gr y los huevos 0,4 mg/100 gr

Enfermedades carenciales:

Los primeros síntomas se localizan con lesiones en la comisura de los labios (boqueras), con fuerte ardor y sensibilidad al roce, lo que dificulta abrir la boca para comer, trastorno al que hay que añadir la estomatitis, las fisuras en la lengua y la pérdida del sentido del gusto. Las lesiones de los labios comienzan con palidez y sequedad, con un fuerte color rojo. Después hay ulceraciones y fisuras que se extienden hacia fuera, agrandándose en ese momento la lengua.

Si en ese estado se declara una infección por Cándida albicans las lesiones se tornan de color blanco grisáceo y la lengua de color púrpura.

Las lesiones cutáneas abarcan también el pliegue nasolabial, el cual se torna escamoso y grasiento. Después continúa la enfermedad hasta las orejas, los párpados, el escroto y los labios mayores de la vulva. Estas zonas aparecen entonces enrojecidas, grasientas y con descamación, dando lugar a lo que se llama piel de tiburón.

Aunque no siempre la carencia de vitamina se puede extender al ojo, con frecuencia se vasculariza la córnea y se produce queratitis, lagrimeo y fuerte fotofobia. Hay trastornos diversos de acomodación en ambos ojos y puede desarrollarse cierta opacidad de la córnea que puede inducir a error de diagnóstico. En los casos avanzados la vascularización de la córnea, al ser invadida por la sangre, produce ceguera.

Si se trata de un niño el crecimiento se detiene, existe enfermedad celíaca, diarreas y pérdida de fuerzas a causa no solamente de la poca producción de ATP, sino a la atrofia muscular consecuente, especialmente en los músculos largos de las piernas.

Otros investigadores creen que su carencia produce, además, psoriasis, alergias, asma, reumatismo, diabetes, herpes, jaquecas y calambres musculares.

Otras aplicaciones no carenciales:

Trastornos cutáneos que cursen con descamación y costras.
Fotofobia, incluso la dependiente de la vitamina A.
Pelagra y sus síndromes, en unión a la vitamina PP.
Hipertiroidismo.
Cataratas, queratitis y orzuelos.
Anemia perniciosa.
Intoxicaciones por ácido cianhídrico y óxido de carbono.
Insuficiencia suprarrenal, esprúe tropical, choque anafiláctico y asma bronquial.
Miocarditis e insuficiencia cardiaca.
Afecciones neurológicas, temblores y cambios en el humor.
Procesos inflamatorios, reumatismo articular y atrofia muscular.
Caspa, alopecia y exceso de grasa en el pelo.
Poco desarrollo genital, alteraciones tiroideas e insuficiencia hepática.


## VITAMINA PP
### Ácido nicotínico, niacina, vitamina B-3

Descubrimiento:
Aunque las primeras descripciones sobre esta vitamina se realizaron en Italia en el siglo XVI por un ordenanza del Gran Hospital de Milán, el cual ya habló de una enfermedad a la que denominó "Pellarella" o Pelagra, fue en el siglo XVIII cuando el doctor Casal de España la describió como "mal de la rosa", una epidemia que amenazaba a toda Europa.
En 1927 Funk consideró ya que podía ser una enfermedad carencial y en 1926 un grupo de voluntarios realizó una dieta

restrictiva hasta que se manifestaron los síntomas carenciales de la enfermedad, la cual se curaron con suplementos de levadura de cerveza. El factor causante se aisló por fin en 1932 y la sorpresa que se encontraron fue que ya era conocida desde 1867 como ácido nicotínico.

Características:
Sabemos que la combustión de los alimentos se hace en pequeñas etapas y en cada una de ellas el hidrógeno se libera átomo a átomo gracias a las deshidrogenizaciones, siendo la amina nicotínica la parte más activa. Aunque tiene la propiedad de regenerarse casi indefinidamente el problema es que hay pérdidas y el cuerpo humano no es capaz de sintetizarla de nuevo, salvo que disponga de cantidades suficientes del aminoácido triptófano, aunque, aún así, no basta para cubrir las demandas.

De fórmula $C_6 H_5 O_2 H$, la amina correspondiente al ácido nicotínico es la nicotinamida y ambos son sólidos, cristalinos, blancos e hidrosolubles. No les afecta el calor, la luz, el aire o los álcalis y ambos tienen las mismas propiedades por lo que la terminología es bastante confusa, usándose indistintamente el nombre de vitamina PP, niacina, vitamina B-3 y ácido nicotínico.

No obstante y para que no existan confusiones que puedan dar lugar a problemas de salud, el ácido nicotínico tiene la propiedad exclusiva de ser vasodilatador, pero no el resto de sus homólogos. Este efecto que debidamente usado en problemas cardiocirculatorios es de sumo interés, puede ser perjudicial si tratamos con ácido nicotínico a niños o personas hipotensas. Cuando queramos cubrir deficiencias vitamínicas deberemos emplear las otras formas ya mencionadas.

Al ser una vitamina muy hidrosoluble, es arrastrada con el agua en los procesos de lavado de las verduras y legumbres, por lo que las carencias son bastante frecuentes, especialmente en verano.

Su absorción intestinal es muy efectiva y se transforma rápidamente en coenzimas, aunque no puede almacenarse para cubrir futuras carencias. Estas pueden darse, además, por la presencia simultánea del aminoácido leucina, el cual aunque no es un antagonista específico aumenta las demandas de esta vitamina. Por poner un ejemplo, el mijo es un alimento muy rico en leucina y por ello es normal que aparezcan carencias de vitamina PP si la dieta es abundante en este cereal. Esta carencia también puede darse con el maíz, el cual por su contenido en adenina y lisina puede aumentar las necesidades de vitamina PP y originar una carencia, mucho más acentuada por el hecho de que el maíz no contiene el aminoácido precursor triptófano.

Funciones orgánicas:
 Interviene en la síntesis de algunos neurotransmisores y en el balance sodio-potasio de las células, así como en la formación del colágeno.

Regula los niveles de colesterol en sangre, impide la degeneración grasa del hígado y mantiene la belleza del cuero cabelludo y su color original.

Por su acción sobre las neuronas posee una buena acción neurotropa, evitando la degeneración en enfermedades tóxicas o producidas por drogas. En el alcoholismo acelera su eliminación e interviene favorablemente en el metabolismo de numerosos oligoelementos, ayudando a la formación de hormonas tiroideas.

Las necesidades diarias son de 15 mg/día en las personas sedentarias, 21 mg/día durante la lactancia y 10mg/día en los niños pequeños.

Fuentes principales:
Abundante en la naturaleza la podemos encontrar en la carne de vaca o cerdo (4,o mg/100 gr), el pescado (7,0 mg/100 gr), los huevos (0,03 mg/unidad), la leche de vaca (0,2/mg/100 gr), la harina integral de trigo (5,0 mg/100 gr), la de maíz (2,0mg/100 gr), las patatas (0,6 mg/100 gr), el brécol (0,9mg/100 gr) y los tomates (0,9mg/100 gr.) También en las legumbres, la alfalfa, el hígado de mamíferos, las semillas de sésamo, la avena, el germen del trigo, los frutos secos como las nueces y las castañas y en la cerveza.

Enfermedades carenciales:
PELAGRA:
Es la enfermedad carencial más grave y suele darse en aquellas zonas en las cuales el maíz constituye la dieta fundamental ya que la niacina presente en este cereal no se asimila en el tracto gastrointestinal, salvo que se prepare en presencia de álcalis. Además, el maíz es muy pobre en triptófano y si la dieta contiene también mijo la carencia se hace ya inevitable. Otros compuestos que también desplazan a la niacina son la etioniamida y la isoniacida, medicamentos ambos utilizados contra la tuberculosis.
La pelagra se caracteriza por trastornos cutáneos, mucosos, del sistema nervioso y gástrico, abarcando también una patología muy extensa en la boca y degenerando poco a poco en diarreas, dermatitis y trastornos mentales.
Los trastornos cutáneos empiezan con eritema, formación de vesículas, ampollas, costras y descamación final. En ese momento es normal la infección, especialmente si hay exposición solar, abrasión de la piel, hipertrofia con engrosamiento y pérdida de la elasticidad.

Las alteraciones en las mucosas se localizan en la boca en donde hay glositis, estomatitis de color escarlata y cuando progresa abarca la totalidad de la lengua, hay dolor bucal, aumento de la saliva, edema de la lengua y ulceraciones generalizadas.

Los trastornos gastrointestinales incluyen el ardor en la lengua y la faringe, fuerte distensión abdominal, náusea, vómitos y fuerte diarrea.

Además de todos estos trastornos hay una gran alteración del carácter con fuertes depresiones, confusión y delirio, lo cual conduce con facilidad a un estado paranoide y tendencia al suicidio.

El diagnóstico diferencial con otras enfermedades es fácil realizarlo ya que, junto a la dieta deficitaria, se dan estas cuatros patologías unidas.

Otras enfermedades carenciales:

Aunque no se deban a carencias tan graves como en la pelagra, podemos encontrar seudocarencias en muchas neuritis periféricas, neuritis oculares, esprue, glositis, *diarreas* y estomatitis.

El tratamiento de estas avitaminosis incluye dar el resto de las vitaminas del grupo B, junto a 300 mg/día de niacina o mejor de niacinamida por vía oral, salvo que existan diarreas en cuyo caso la vía intravenosa es la más adecuada.

Otras aplicaciones:

El ácido nicotínico se administrará como *vasodilatador* en la hipertensión y la arteriosclerosis. También es útil en las afecciones vasculares de las extremidades, en la angina de pecho y la acrocianosis. Algunos experimentos hablaron de su utilidad en el asma alérgica y la hiperemesis del embarazo. No hay que olvidar sus buenos efectos contra el *colesterol* y su acción en la *esquizofrenia*, la cual está avalada por numerosos estudios.

De una manera resumida, estas son otras aplicaciones para la niacinamida:

*Sabañones*, junto a las vitaminas C y complejo B.
*Intoxicaciones*, producidas por sulfamidas y metales pesados.
*Jaquecas*, junto a las vitaminas A, E y complejo B.
*Neuralgias*, en especial las del trigémino en unión a la B-1.
*Rayos* X, para paliar sus efectos secundarios.
*Miopías*, en los casos agudos unida a las vitaminas A, E, B-2 y D.
*Diarreas*, y enterocolitis, junto al complejo B.
Alteraciones hemáticas con *anemias* macrocíticas.
*Estomatitis* aftosa, anginas.
*Lupus* eritematoide, ictericia, *hepatitis* e insuficiencia suprarrenal.
*Diabetes*.
Insuficiencia coronaria, *gangrena* y afecciones vasculares periféricas.
Degeneración muscular senil.
*Glaucoma*
*Depresiones*, neurosis, fobias e irritabilidad, especialmente en épocas de calor.
*Debilidad* y convalecencia de enfermedades infecciosas.
Falta de desarrollo sexual.
*Sobreesfuerzos* deportivos.

## ÁCIDO PANTOTÉNICO
**Vitamina B-5**

En 1930 se descubrió una enfermedad carencial con síntomas similares a la pelagra en pollos alimentados con una dieta muy restringida y un año después Williams y sus colaboradores aislaron primeramente en tejidos animales y posteriormente en la levadura, un factor al que llamaron "pantoténico" y que actuaba eficazmente en numerosas dermatitis. Posteriormente, en 1940, se consiguió aislar también en el hígado y a partir del aminoácido alanina se consiguió su fórmula: $C_9 H_{17} O_5 N$.

Características:
El ácido pantoténico interviene en el metabolismo de los glúcidos como constituyente del coenzima A y en el metabolismo de los lípidos. Como ácido libre es un aceite viscoso de color amarillo pálido, soluble en agua y alcohol, inestable a los ácidos y al calor. De sabor amargo y fácil de conservar en medios líquidos, en forma de pantenol se absorbe rápidamente y se convierte en ácido.

Su actividad en el organismo depende del coenzima A, el cual se encuentra en todos los tejidos, siendo uno de los más importantes en el metabolismo tisular al actuar como portador de ácidos carboxílicos.
Estas combinaciones proporcionan enlaces de gran energía, los cuales entran a formar parte como ácido cítrico en el ciclo de Krebs, el cual como sabemos regula el metabolismo de los glúcidos, prótidos y lípidos.
Después de estas transformaciones aparece el ácido acético como precursor del colesterol y las hormonas esteroides, siendo indispensable para el buen funcionamiento de la glándula

66

suprarrenal. A su vez, el coenzima A tiene un efecto importante en el metabolismo de los lípidos y la producción del ATP, enlace sulfuro de gran energía. Todo este ciclo complejo viene a demostrar la gran importancia que tiene esta vitamina en la producción de la energía, aunque afortunadamente las carencias importantes apenas si se dan en el ser humano, salvo en pequeñas proporciones como después veremos.

Funciones orgánicas:
Sabemos que este componente vitamínico es necesario para la desintoxicación de las sustancias indeseables que se encuentran en los alimentos y para neutralizar los venenos y drogas que podamos ingerir, entre ellos el alcohol.
Es un poderoso estimulante celular que actúa en el crecimiento del cabello, piel y pigmentos, mejorando además la función hepática. Estimula la producción de anticuerpos y regula todo el sistema defensivo y energético. Está involucrado en el metabolismo de los fosfolípidos y en la síntesis de la hemoglobina.
Se absorbe bien por vía intestinal, ya sean sus sales o en dilución alcohólica, aunque hay ciertos antagonistas, como el ácido salicílico que impiden su aprovechamiento, mientras que se puede mejorar su absorción uniéndolo al resto de las vitaminas del complejo B y a los oligoelementos cobre y azufre.

Fuentes principales:
Lo podemos encontrar en la carne de vaca (0,3 mg/100 gr), el pescado de agua salada (1,0 mg/100 gr), los huevos (1,1 mg/unidad), la harina integral de trigo (0,5 mg/100 gr), las patatas (0,6 mg/100 gr), los guisantes (0,4 mg/100 gr), las alubias (0,2 mg/100 gr), la levadura de cerveza (4 mg/100 gr) y en menor proporción en los riñones, el hígado de mamífero, el

salmón, el repollo y el brécol, así como en los tomates y los pimientos. También aparece en la miel, el própolis y el zumo de naranja.

Enfermedades carenciales:

El "síndrome de los pies calientes" observado en los soldados que peleaban en las trincheras y en los prisioneros de guerra, era habitual en épocas ya lejanas, aunque se dan formas más benignas en la actualidad en países tropicales o en los meses de calor.

Junto a estos ardores en la planta del pie aparecen otros síntomas como dolores de cabeza, fatiga, alteraciones en la coordinación motora de los músculos, pinchazos difusos, calambres musculares y alteraciones gastrointestinales.

También es normal que estos síntomas vayan asociados a taquicardia, hipotensión y crisis de hipoglucemia, por lo que es importante ajustar la dosis de insulina en los diabéticos.

En otros individuos y aunque no ha podido ser demostrado en todas las personas afectadas por carencia de esta vitamina, se han registrado casos de alopecia (caída del cabello) y pérdida del pigmento capilar con aparición prematura de las canas. También, degeneración del sistema nervioso que puede originar convulsiones, rinitis hemorrágica de repetición en los meses de verano, distensión abdominal con atrofia y úlceras gástricas y con frecuencia degeneración grasa del hígado.

Otros casos aislados hablan de necrosis hemorrágica en las glándulas suprarrenales, anemia hipocrómica a causa de una síntesis pobre de la hematina y hasta reabsorción de los fetos en los primeros meses del embarazo, aunque este efecto se da con frecuencia en los animales y no en el ser humano. Por último, se registraron casos aislado de vascularización de la córnea y trastornos óseos durante el crecimiento, quizás porque la carencia de pantotenato nunca se da aislada.

Otras alteraciones que pueden darse son anorexia, dolores en las extremidades, desvanecimientos con hipotensión y taquicardia y alteraciones en el comportamiento como depresión e irritabilidad.

Las necesidades diarias en los trastornos carenciales son de 10 mg diarios y para cubrir las demandas en personas sanas bastan con 5 mg

Otras aplicaciones no carenciales:

Aplicado tópicamente se utiliza con cierto éxito para el tratamiento de la alopecia, las úlceras por decúbito y las varices, así como para el sudor de pies y el ardor de la planta, especialmente cuando está asociado a irritaciones interdigitales.

En dosis de 100 mg/día por vía intramuscular es muy útil para restablecer la movilidad intestinal después de las operaciones quirúrgicas, así como para eliminar los ardores intensos de estómago y las úlceras gástricas.

También en forma local y en forma de pastillas para chupar, se utiliza con éxito en afecciones faríngeas que cursan con ardores e inflamación y en las estomatitis, así como después de las extracciones dentarias para mejorar la cicatrización. En forma de pomada acelera la cicatrización de la piel en las quemaduras y suaviza la piel irritada en los niños pequeños.

Es eficaz para prevenir y curar las intoxicaciones por estreptomicina, especialmente en los trastornos neurológicos y auditivos que se pueden dar.

También se puede probar en enfermedades como el parkinsonismo, las depresiones, las neuritis, los procesos reumáticos y las alteraciones del sistema nerviosos central.

Aunque no exista seguridad en su eficacia, es normal emplearlo en todas las alteraciones del cuero cabelludo (alopecia, caspa, seborrea, eczemas, dermatitis y canas), asociada generalmente a otras vitaminas, aminoácidos y oligoelementos.

## VITAMINA B-6
**Piridoxina**

Descubrimiento:
En 1925, en la misma época en que se investigaba la enfermedad Pelagra, se observó conjuntamente otro estado carencial muy similar, pero que no respondía a la vitamina PP. Varios años después, en 1934, se diferenció a la sustancia investigada y se la denominó Vitamina B-6 gracias a la labor de Szent Gyorgyl. Este investigador diferenció a este componente de sus homólogos B-2 y B-3, las cuales no eran capaces de curar la alopecia inducida en las ratas de experimentación, pero sí lo conseguía con la B-6. Después, en los años 1938 y 1939 Kuhn y Harris la sintetizan con la fórmula $C_3 H_{11} O_3 N$ y ya se la denomina como Piridoxina, aunque también es frecuente que la veamos como Piridoxal y Piridoxamina, ya sea que estén presentadas con alcohol, aldehído o amina. Todas son sustancias cristalinas, incoloras, solubles en agua y alcohol, muy resistentes al calor, aunque se degradan con los álcalis y los rayos ultravioleta. Su punto de fusión está en los 206°.

Características:
Aunque se absorbe rápidamente en el intestino delgado, se sabe muy poco sobre los factores que influyen en ello, así como en sus verdaderas utilidades.

Una vez ingerida se distribuye por todo el organismo en forma de coenzima, aunque no se almacena así, y el 70% de ella es eliminada por orina como un metabolito inactivo.

La encontramos a nivel celular como fosfato de piridoxal, interviniendo así en el metabolismo de los hidratos de carbono, en la neuglucogénesis y en el metabolismo de los lípidos, favoreciendo la utilización de los ácidos grasos secuenciales, aunque su papel más importante está en los prótidos.

Por intermedio del piroxal-fosfato contribuye a mantener la integridad de la célula nerviosa y de la vaina de mielina.

Funciones:

Forma parte de las transaminasas al actuar sobre los aminoácidos glutámico y aspártico y permite realizar la síntesis de los aminoácidos a partir de los hidratos de carbono. También participa en otras reacciones en las que están involucrados la glutamina, la aspargina y el ácido aspártico, facilitando la formación de urea. Su acción sobre los aminoácidos abarca también a la tirosina, la histidina, cisteína, así como al triptófano y la vitamina PP.

Siguiendo con los procesos metabólicos la volvemos a encontrar influyendo en la serina y la treonina y en un derivado de la metionina llamado homocisteína.

También facilita la conversión del ácido linoleico en araquidónico, en la biosíntesis de la coenzima A, el cual se altera cuando hay carencia de B-6 y facilita la formación del glucógeno de reserva en los músculos e hígado. Podríamos afirmar que su presencia es esencial para la totalidad de los aminoácidos esenciales.

Su papel es también importante en la incorporación del hierro en la síntesis de la hemoglobina, en la fijación del calcio a los huesos, la actividad del sistema nervioso central y para suministrar metabolitos al ciclo de Krebs.

Está íntimamente relacionada con la Niacina, pero al contrario que ésta no es un producto del triptófano y le ayuda a metabolizarse.

Su coenzima, la codecarboxilasa, interviene en el metabolismo de las proteínas y en forma de fosfato de piridoxal en el metabolismo del sistema nervioso. Su carencia puede ser debida a una disminución del nivel del ácido gamma amino butírico del sistema nervioso, ya que su síntesis se realiza mediante un enzima que precisa el piridoxal 5 fosfato. El codecarboxilasa, a su vez, interviene también como cofermento en el metabolismo de los aminoácidos, siendo también importante en el de los lípidos y la colesterina.

La piridoxina misma probablemente carece de acción fisiológica, pero se transforma fácilmente por el cuerpo en las formas funcionales piridoxal y piridoxamina.

En la sangre estimula la eritropoyesis y la leucopoyesis y posee acción desintoxicante sobre tóxicos endógenos y exógenos.

Su papel es importante en el metabolismo cerebral y es necesaria para la formación del grupo de aminas cerebrales que facilitan la transmisión nerviosa, entre ellas la adrenalina, la noradrenalina y la dopamina.

Hay ciertas drogas que interfieren en su relación con los sistemas enzimáticos específicos, como la isoniacida, la penicilamina y la hidralazina, dando lugar a carencias de B-6 bastante importantes.

Las necesidades diarias son de 2,0 mg/día en adultos, 10 mg/día en embarazadas y 0,4 mg/día en los lactantes.

Fuentes principales:

Sus mejores fuentes naturales son la levadura de cerveza, el germen de trigo, las verduras y hortalizas, las legumbres (0,1 mg/100 gr), el hígado de mamífero, los plátanos, las patatas (0,14 mg/100 gr) y la leche (0,03 mg/100 gr). También está en los huevos (0,25 mg/100 gr) y el pescado azul (0,45 mg/100 gr).

Enfermedades carenciales:
Aunque la deficiencia primaria es muy infrecuente, al estar muy difundida por la naturaleza, se han podido observar carencias importantes en niños pequeños alimentados con leche artificial en polvo, dando lugar a convulsiones, y en personas con tratamiento de fármacos antagonistas.
Los síntomas consisten en *seborrea*, glositis, queilosis, neuropatías, anemia en los adultos e incluso deficiencia mental, urticaria y asma.
También son frecuentes carencias en los regímenes de adelgazamiento y es normal encontrar seborrea alrededor de la nariz, ojos y boca y una disminución constante en el número de linfocitos. Hay neuritis periférica y accidentes cardiovasculares más frecuentes.

Enfermedades no carenciales:
Esta es quizá la mejor aplicación de la piridoxina, ya que aunque las carencias no son frecuentes, su utilidad como nutriente con propiedades terapéuticas es muy amplia y permite tratar una gran gama de enfermedades, entre ellas:
*Náuseas* y *vómitos* de la embarazada, especialmente en los tres primeros meses.
*Mareo* en los viajes, aunque el efecto deba ser también preventivo.
Enfermedad de kwashiorkor por deficiencia de proteínas.
Hipoplasia medular por *anemia* normocrómica.

*Colitis* crónicas y agudas, diarreas, náuseas y vómitos.

*Hepatopatías* y anorexia.

*Cardiopatías* funcionales y secuelas de accidentes vasculares.

Pérdida de *memoria* y disminución de las facultades intelectuales.

Bajo rendimiento deportivo y poco *desarrollo muscular*.

*Alcoholismo* crónico y para anular los efectos de las borracheras (300 mg en una dosis)

*Alopecia* en unión al complejo B.

Pelagra, para curar las lesiones residuales.

*Acné*, junto con la vitamina A en dosis de 250 mg

Encefalitis, por su acción decisiva sobre el sistema nervioso.

*Favorece el sueño*.

Trastornos neuromusculares como parálisis, parkinsonismo, temblor ideopático.

*Hipoacusias* seniles, neuroencefálicas, tóxicas, en asociación con las vitaminas B-1 y A.

*Litiasis renal*, para favorecer el paso de glicina a glioxílico, mucho más fácil de eliminar.

Porfiria, en unión a la vitamina E.


Advertencias:

Dosis prolongadas de vitamina B-6 pueden desequilibrar el ácido pantoténico de la dieta, originando carencias.

No administrar junto con medicamentos que contengan L-Dopa, porque anula su efecto.

Dosis muy altas durante varios meses puede producir ataxia sensitiva y alteración de la sensibilidad en las extremidades inferiores.

# ÁCIDO FÓLICO
## Vitamina M, vitamina Bc

Descubrimiento:
Descubierta en el año 1935 en la levadura de cerveza y el extracto de hígado, se la denominó vitamina M, aunque ya anteriormente, en 1925, algunos investigadores hablaban de una vitamina Bc a la que consideraban un factor antianémico importante. En esa época también se hablaba de un factor de crecimiento para las bacterias intestinales lactobacillus casei y streptococcus casei, presente en las espinacas, aunque tuvieron que pasar varios años, justo en 1940, para que se comprobara que todas eran la misma sustancia. Cinco años después se logró realizar su síntesis gracias a Augier, aunque durante algunos años el nombre que se utilizó fue el de ácido pteroilglutámico con su fórmula $C_{19} H_{19} N_2 O_6$.

Características:
Tiene un gran parecido químico con la vitamina B-2 por su núcleo pirimidino y se la ha reconocido también como similar al ácido para aminobenzoico (PABA). En su cadena lateral encontramos al ácido glutámico y aunque no se está seguro de que sea una vitamina esencial, su decisiva acción en ciertos tipos de anemias la hacen imprescindible.
No solamente tiene parentesco químico con las sustancias mencionadas anteriormente, sino que sus acciones terapéuticas son similares, coincidiendo también con las vitaminas B-1 y B-2, además de su buena acción antisulfamida que comparte con el PABA.
Dado que la sustancia pura es el ácido pteroilglutámico se suele emplear todavía esta denominación para evitar confusiones.

En su estado natural es un polvo cristalino de color naranja-amarillo, insípido e inodoro, insoluble en alcohol y éter, así como en otros disolventes orgánicos. Es estable al calor en solución neutra y alcalina, poco soluble en agua, sensible a la luz e inestable en solución ácida.

Analizando su fórmula veremos que es una combinación de ácido glutámico, ácido para aminobenzoico y pterina, aunque si sustituimos el ácido glutámico desaparece su efecto como vitamina.

No puede ser sintetizado por el organismo humano y debe ser aportado en la dieta continuamente ya que solamente se almacena muy parcialmente en el hígado.

Muchos compuestos de estructura química parecida interfieren en su función metabólica, siendo la aminopterina el más activo ya que favorece la conversión del ácido fólico en folínico, la forma en que el organismo no la puede utilizar. Este componente se emplea en el tratamiento de la leucemia.

Su absorción se produce en el intestino delgado, en las células epiteliales y allí se une a las proteínas, aunque el 20% de folato absorbido se elimina sin poder ser reabsorbido por la bilis.

Funciones principales:

La función principal del ácido fólico es actuar en la transferencia de unidades como la histidina, la serina, glicina, metionina, colina y timina, utilizadas todas en reacciones muy importantes. Además, favorece la síntesis de la colina y el cambio de homocisteína en metionina.

Pero por encima de estas importantes acciones su carencia provoca una anemia macrocítica por maduración megaloblástica de los glóbulos rojos, acompañada de leucopenia.

Fuentes principales:

Lo encontramos con preferencia en las hojas verdes, aunque con sensibles diferencias entre ellos por el número de grupos glutámicos que fijan en la porción de ácido glutámico del ácido fólico, aunque cualquiera de ellos puede utilizarse como vitamina. También aparece en el hígado 0,40 mg/100 gr), las legumbres (0,50 mg/100 gr), la patata (0,15 mg/100 gr), los riñones (0,09 mg/100 gr) y los huevos (0,09 mg/unidad).

Enfermedades carenciales:
La carencia de ácido fólico produce *anemia* megaloblástica y otras alteraciones hemáticas. También puede darse *infertilidad*, alteraciones gastrointestinales, glositis, estomatitis y malaabsorción intestinal. Todo ello puede conllevar a aborto, desprendimiento prematuro de la placenta, *neuropatías* y *alteraciones* psíquicas, además de la formación de *espina bífida* en el feto.
Normalmente la causa de una carencia de ácido fólico se debe a una dieta incorrecta, siendo muy habitual en ancianos.
Sin embargo, y aunque la alimentación pueda ser correcta hay una larga serie de circunstancias que pueden provocar su carencia, entre ellas:
Enfermedad celíaca, esprue, medicamentos diversos (barbitúricos, cicloserina, anticonceptivos orales o fenitoína) y por supuesto la carencia en la alimentación de alimentos frescos, o demasiado cocidos.
Después tenemos a los antagonistas del ácido fólico, entre ellos: el triamterene, trimetoprim, primetamina, anticonvulsivantes, carencia de vitamina B-12, alcohol y carencia de vitamina C.
También hay enfermedades que aumentan sus necesidades, como: embarazo, lactancia, procesos malignos, metabolismo aumentado, dependencia de la vitamina B-12 y hepatopatías.

Las dosis diarias son de 10-30 mg por vía oral, aunque hay que tener en cuenta que este tratamiento no cura todos los tipos de anemias, la ferropénica entre ellas, y puede inducir a error en los análisis. Es más, de administrarse prolongadamente como tratamiento único se puede producir una degeneración del sistema nervioso a causa de una anemia mal curada por aumentar los requerimientos de B-12. Por tanto y aunque se puede administrar inicialmente el ácido fólico para restablecer rápidamente las cifras de hematíes y tratar *depresiones* intensas o *psicosis*, antes de una semana se deben administrar conjuntamente el resto de los antianémicos conocidos, entre ellos el hierro y la B-12.

Es muy útil en la menopausia ya que consigue incrementar la cantidad de estrógenos segregados por los ovarios, evitando así las sensaciones molestas como los sofocos o la tendencia a la displasia del cervix.

## BIOTINA
Vitamina H

Descubrimiento:
En un principio se pensó que había en la clara del huevo crudo un factor tóxico que provocaba una disminución en el peso y ciertos trastornos cutáneos, lo que motivó el que Bateman, en 1916, investigara la sustancia causante y cómo combatirla, habida cuenta del consumo tan alto que se hacía de los huevos. De estas investigaciones se aisló una sustancia denominada protector X, la cual ejercía una acción protectora efectiva. Años más tarde, en 1940, Szent Gyorgyi y Du Vigneaud la denominaron como Biotina, siendo su fórmula C10 H16 03 N2 S.

Sin embargo, las investigaciones terminaron por aclarar la sustancia tóxica que pretendidamente existía en la clara de huevo: se trata de la avidina, una proteína que en combinación con la Biotina de la dieta forma un compuesto no absorbible que se excreta sin poder ser útil. Bastaba, por tanto, someter a la clara de huevo a la acción del calor para que esa proteína se coagulase y no ejerciera como antivitamina.

Características:
La avitaminosis H o de Biotina, se puede considerar como la "enfermedad de la clara de huevo", carencia que sigue encontrándose en personas que suelen tomar un huevo crudo batido mezclado con jerez o brandy.
Al igual que la vitamina B-1, la Biotina es una vitamina hidrosoluble que contiene azufre, carbono, hidrógeno, nitrógeno y oxígeno, formando parte de una familia de ocho componentes similares, aunque solamente uno es el que tiene actividad vitamínica.
Se presenta en finas agujas incoloras, poco solubles en agua fría, insoluble en disolventes orgánicos y poco soluble en alcohol., no se descompone por ácidos o álcalis y es muy termoestable.
Aunque todavía sin confirmar, es posible que se absorba por el intestino delgado, acumulándose en todas las células, especialmente en el hígado y el riñón.

Funciones orgánicas:
Tiene un papel importante como coenzima en el metabolismo de los hidratos de carbono, proteínas y grasas, interviniendo en numerosas reacciones vitales, muchas de ellas solamente comprobables en los animales. Entre estas acciones están el catabolismo de los aminoácidos leucina e isoleucina, la metabolización del Coenzima A, la carboxilación del ácido

pirúvico, la formación de la citrulina, sustancia intermedia en la síntesis de la urea y en la formación del ácido aspártico, siendo un constituyente esencial en la formación del protoplasma.

También es indispensable para el aprovechamiento normal de las grasas y ciertas albúminas y se le atribuyen propiedades que fortalecen los bronquios y pulmones, interviniendo con el ácido nicotínico en la curación de la Pelagra.

Se ha notado cierta dependencia en el suministro de Biotina, especialmente en los niños.


Fuentes principales:

Se encuentra bien distribuida en la naturaleza, especialmente en la carne de vaca 3,0 mcg/100 gr), cerdo, cordero y pollo (10,o mcg/100 gr), así como en el pescado (3,0 mcg/100 gr). También en la leche 5 mcg/100 gr), el queso, los huevos(12 mcg/100 gr), la harina integral 10 mcg/100 gr), el arroz (5 mcg/100 gr), las manzanas y el zumo de naranja.

Enfermedades carenciales:

Las necesidades diarias son difíciles de precisar ya que las bacterias intestinales la sintetizan en grandes cantidades, eliminando por orina el sobrante, siendo la cantidad normalmente ingerida de hasta 300 mg diarios. Sin embargo, en los estados carenciales apenas se utilizan más de 5 mg/día por vía intramuscular, produciéndose una respuesta espectacular en pocos días.


En el hombre se pueden encontrar estados carenciales que tienen una sintomatología consistente en dolores musculares y cansancio, unido a *seborrea* y furunculosis, pudiendo degenerar en *psoriasis*.

La *dermatitis* es otro rasgo característico de la avitaminosis, la cual se manifiesta como descamatoria, con prurito, escamas y grasienta. Hay *despigmentación* en el pelo y piel, pérdida de la piel alrededor de los ojos primero y después en todo el cuerpo, llegando a notarse alteraciones en los genitales y malformaciones embrionarias.

Todas estas alteraciones son muy normales en los animales pero menos frecuentes en los humanos, los cuales suelen padecer dermatitis benignas que ceden pronto al tratamiento. Estas patologías se centran en las extremidades, son de aspecto escamoso, seco y grisáceo y es normal el *cansancio*, la apatía y la *anemia*.

En los niños hay dermatitis seborreica, eritrodermia descamativa y anemia, apareciendo cierto retraso físico y mental, con *alopecia*, conjuntivitis y defectos de la inmunidad en los linfocitos.

## ÁCIDO PARAAMINOBENZOICO
**P.A.B.A.** Factor H

Descubrimiento:
Aunque los químicos sabían ya de la existencia de este nutriente desde hacía mucho tiempo, no fue hasta 1940 en que McIntosh estudiando la neutralización por las sulfamidas de la vida bacteriana, descubrió que esta acción podía ser detenida por el ácido P.A.B.

Características:

El PABA es un aminoácido aromático que se cree forma parte de las vitaminas del grupo B, el cual tiene una importancia vital en el metabolismo celular. En presencia de las sulfamidas, los gérmenes que habitualmente viven en el intestino (flora intestinal saprofita), no distinguen éstas del ácido PAB que les es vital y mueren, provocando multitud de trastornos.

Además de su misión en asegurar una flora intestinal bacteriana sana, parece influir en el funcionamiento de diversas glándulas endocrinas y en la formación del ácido fólico.

Derivado del ácido benzoico, a esta sustancia amarillenta, cristalina, ligeramente hidrosoluble, se la considera una vitamina B por su presencia en el hígado y la levadura de cerveza.

Debido a su gran eliminación y poca capacidad de acumularse en el organismo, hay que darlo en dosis altas en los posibles estados carenciales, llegando incluso a los dos gr/día si se quieren lograr concentraciones en sangre útiles. Después de los tratamientos con sulfamidas y aureomicina es imprescindible administrarlo para restablecer la flora intestinal, teniendo especial precaución en no emplearlo simultáneamente ya que quedaría anulada la acción del antibiótico. Solamente en caso de alergia demostrada se hará necesario administrarlo conjuntamente.

Fuentes principales:
Lo podemos encontrar en la levadura de cerveza, las hortalizas, los cereales integrales, el hígado de mamífero y las leguminosas.

Enfermedades no carenciales:
Dado que no se conocen carencias específicas del PABA, nombraré otras patologías en las cuales se ha demostrado ser activo, aunque quizás en tratamientos prolongados y dosis altas.

*Envejecimiento*, según la terapia de la doctora Aslan, la cual lo utiliza con éxito unido a la procaína.

Es un potente y eficaz fungicida aplicado en la piel, a la cual protege actuando contra la mayoría de los *hongos*.

Tiene un interesante papel en la fertilidad humana, mejorando la *libido* y corrigiendo las amenorreas recientes.

Provoca un aumento pasajero de la temperatura cutánea, por lo que está indicado en personas especialmente sensibles al frío.

Tiene una utilidad especial en la Fiebre de las Montañas Rocosas, en el Tifus exantemático y en el tratamiento de las Rickettsiosis, así como en ciertas Leucemias y en todas las enfermedades en las cuales son útiles los salicitatos, ya que aumenta la concentración sanguínea de éstos.

También se le emplea con éxito moderado en afecciones como *Vitíligo* (despigmentación cutánea), canicie precoz, *alopecia*, dermatitis ampollosa, seborreas y fibrositis.

Localmente es muy útil para el *Pie de atleta* y las tiñas inflamatorias.

Últimamente se ha demostrado su gran utilidad en el tratamiento sintomático y resolutorio de las enfermedades exantemáticas infantiles, tales como el *sarampión*, la rubéola y la escarlatina, así como en la psoriasis.


## COLINA

Considerada como un factor más del complejo vitamínico B a partir de 1932, la Colina tiene detrás de sí muchos años de investigación aunque se tardó bastantes años en considerarla un factor esencial en la dieta de las personas.

Características:

Químicamente es una base orgánica fuerte, distribuida ampliamente en la naturaleza, bien sea en forma pura o como fosfolípido en la acetilcolina. Aunque no parece actuar como catalizador, ya que es un componente estructural de igual manera que los aminoácidos y los ácidos grasos no saturados, es una fuente importante para construir otras moléculas más complejas.

Se integra en los compuestos grasos que contienen fósforo y se la requiere en el mecanismo corporal que transforma las grasas desde su lugar de almacenamiento al de su uso.

Tiene estructura cristalina incolora y muy higroscópica, de fuerte sabor amargo, soluble en agua y estable al calor, estando presente en la mayoría de los tejidos animales. Cuando existen compuestos metilo lábiles, como la betaína o metionina, en proporciones adecuadas, la colina se sintetiza en cantidad suficiente para las necesidades normales, aunque no por ello se la debe considerar una vitamina.

El organismo la puede sintetizar a partir del aminoácido serina si hay suficiente cantidad de metionina, vitamina B-12 y folacina, aunque quizás esta forma no sea suficiente para cubrir las necesidades diarias.


Funciones orgánicas:

Se convierte en betaína (un importante donador en funciones de transmetilación) y en forma de acetilcolina es un mediador en la transmisión nerviosa.

Previene la acumulación de cantidades anormales en el hígado, aumenta la producción de fosfolípidos, es un factor de crecimiento para el metabolismo de muchos microorganismos y tiene un papel decisivo en las funciones musculares, nerviosas y en la estructura celular, así como en el transporte de los triglicéridos.

Forma parte de los fosfolípidos como la lecitina y esfingomielina, por lo que su presencia es imprescindible para las buenas funciones cerebro y nerviosas.

Evita la formación de cálculos biliares y previene la degeneración hepática.

Mejora la capacidad intelectual, el aprendizaje y la memoria.

Fuentes principales:
Se encuentra en la mayoría de los tejidos animales (500 mg/100 gr), la yema de huevo (1.700 mg/100 gr), en los cereales (100 mg/100gr) y los vegetales. También en las vísceras, en el hígado, riñón, cerebro y corazón, así como en la levadura de cerveza, la soja, los cacahuetes, los guisantes y el germen de trigo.

Enfermedades carenciales:
Su carencia determina infiltración grasa del hígado, especialmente en el alcoholismo y la carencia de proteínas. Este efecto es mucho mayor si la dieta tiene carencia de hidratos de carbono.

Su carencia aguda produce degeneración hemorrágica de los riñones y lesiones en la articulación tibio tarsiana.

Se utiliza ampliamente para el tratamiento de todas las afecciones grasas del hígado y en la arteriosclerosis, ya que impide que se formen depósitos grasos en las paredes vasculares.

Las necesidades diarias están establecidas entre 300 y 1.000 gramos diarios y la dosis terapéutica apenas si es superior a los 10 mg/día.

Otras aplicaciones terapéuticas:

Alteraciones en la coagulación sanguínea, mala circulación y cardiopatías.

Envejecimiento cerebral precoz, enfermedad de Alzheimer, demencia senil y parkinsonismo.

Riesgo de trombosis.

## INOSITOL
**Meso inositol**

Descubrimiento:

Aunque este compuesto era ya conocido hace muchos años fue en el año 1940 cuando ya se le consideró un factor esencial en la dieta, similar al resto de las vitaminas.

Características:

Químicamente es parecido a los hidratos de carbono con sus nueve formas isoméricas posibles, aunque la forma biológicamente activa es el meso inositol. Se trata de una sustancia incolora, cristalina, hidrosoluble, insoluble en disolventes orgánicos e íntimamente relacionada con la glucosa, por lo que en muchos productos dietéticos se le presenta como un azúcar energético sin efectos secundarios.

Funciones orgánicas:

Aunque todavía no se conoce con precisión su función metabólica, parece ser que es un factor de crecimiento importante, al menos en los animales de laboratorio y que es un componente esencial de los fosfolípidos.

Un detalle muy controvertido es su acción antimetabólica, impidiendo la absorción del calcio y el hierro de la dieta al encontrarse en su forma natural como ácido fítico (fitina) o liposterol. Este compuesto es efectivamente un bloqueante de esos dos minerales pero solamente en su estado primitivo ya que cuando se ingiere es inactivado por los jugos gástricos, transformándose ya en inositol.

Fuentes principales:
Se encuentra en los frutos secos, los granos de cereales, las legumbres, las verduras y las vísceras.

Aplicaciones no carenciales:
Aunque no se le conocen enfermedades carenciales, ya que se encuentra ampliamente distribuido por toda la naturaleza, se puede utilizar para un mejor aprovechamiento de los fosfolípidos de la dieta, mejorando así la absorción de grasas, evitando la acumulación de lípidos en el hígado, especialmente si lo asociamos a la colina.

También parece ser que tiene un buen efecto antialopécico y que estimula el crecimiento infantil.
Algunos autores han señalado que
su carencia estaría relacionada con la pérdida del pelo de las cejas y las pestañas.
Con el paso de los años las reservas de inositol parecen descender y ello se nota en una disminución en la transmisión de los impulsos nerviosos, lo que motiva reacciones más lentas.
Además, también disminuye la cantidad que normalmente se encuentra en el semen, lo que quizás explique algunas infertilidades.


**VITAMINA B-12**
**Cobalamina, cianocobalamina**

Descubrimiento:

Ya en 1926 se empezaron a tratar los casos de anemia perniciosa con extractos de hígado crudo, aunque con resultados muy poco consistentes, especialmente porque la tolerancia gástrica era muy poca y se hacía necesario enmascararlo con otros alimentos para que el paciente lo pudiese ingerir sin vomitarlo.

No obstante y a pesar de lograr ingerirlo, muchos enfermos de anemia no se curaban. El problema lo resolvió Castle, el cual en 1929 habló de dos factores, uno extrínseco (procedente del exterior) y otro intrínseco (presente en el estómago), los cuales debían estar presentes al unísono para curar la anemia.

Todas estas conclusiones llevaron al aislamiento en el hígado de animales de un compuesto cristalino rojo al cual denominaron vitamina B-12 y que tenía unas grandes propiedades hematopoyéticas. Unos años después, en 1955, se aisló la cianocobalamina con una fórmula C67-63 H36-92 N14 O13 PC0 (abreviada), aunque anteriormente Rickes y Smith habían llegado a conclusiones parecidas al aislar un factor hematopoyético por cromatografía.

Características:

La molécula de la B-12 contiene cobalto y se trata de una sustancia higroscópica cristalina de color rojo, soluble en agua y alcohol, aunque no en acetona o éter. En su forma activa, incluso como hidroxicobalamina, está íntimamente ligada a las proteínas siendo estable a la temperatura ambiente, moderadamente estable a los ácidos y álcalis y muy sensible a los rayos ultravioleta.

Un dato curioso es que incluso la vitamina C la ataca, como también lo hace la B-1, alterando ambas su estabilidad y con mucha más intensidad la nicotinamida. El problema parece estar no tanto en estas vitaminas sino en sus productos de descomposición, lo que obliga a tomar precauciones especiales y no administrar la vitamina B-12 en unión a estos componentes.

Respecto al factor intrínseco, secretado por las células parietales de la mucosa gástrica, parece ser que tiene un punto de unión con la B-12 ayudándola a penetrar mejor a través de las vellosidades intestinales, aunque en el proceso final penetra en la célula en solitario.

En el plasma la encontramos como metilcobalamina e hidroxicobalamina unida ya a proteínas específicas, aunque la mayor parte se concentra en el hígado, eliminándose por bilis y en menor proporción por riñón.

En unión al ácido fólico interviene en la síntesis de las nucleoproteínas y en la del ADN, estando ambas interrelacionadas en la producción de ácidos nucleicos y de ahí la alteración de estos compuestos en las carencias de B-12.

Funciones orgánicas:
Son muy extensas y entre ellas podemos mencionar:
Es constituyente esencial de las proteínas.
Interviene en la síntesis de la colina.
Facilita la formación de creatina y actúa como una reserva energética a nivel del ATP muscular.
Está íntimamente ligada al ácido fólico, siendo necesaria para el suministro de éste a nivel hepático.
Mantiene el glutatión en estado reducido, evitando alteraciones en el metabolismo de los hidratos de carbono.
Interviene en el metabolismo de los lípidos.
Es imprescindible en la actividad del Coenzima A.
Imprescindible en la hematopoyesis y la maduración de la médula espinal.

Es un factor esencial para fijar y distribuir las grasas en los lugares adecuados.

Fuentes principales:
La encontramos en abundancia en el hígado de vaca (60 mcg/100 gr), aunque no puede ser asimilada en estado crudo y la cocción la destruye parcialmente. Por ello la única manera de administrarla son los extractos de hígado o la vitamina química. También aparece en los riñones (30 mcg/100 gr), los arenques (14 mcg/100 gr), el bacalao 0,5 mcg/100 mg), la leche de vaca (0,3 mcg/100 gr) y los huevos (o,4 mcg/unidad). También aparece en cantidades altas en las algas tipo fucus y clorella, siendo esta forma la más utilizada por los vegetarianos para cubrir sus necesidades.

Causas de su deficiencia:
Pueden darse algunas de estas causas: Ingestión pobre por regímenes vegetarianos irracionales o anorexia.
Carencia del factor intrínseco, la cual se da en la enfermedad de Addison o como consecuencia a operaciones quirúrgicas en el estómago.
Infecciones bacterianas o parasitarias que puedan interferir en su absorción, o que provoquen su eliminación masiva.
Trastornos del intestino delgado por enfermedad celíaca, procesos malignos o esprue.
Enfermedades orgánicas como hepatopatías, procesos malignos, afecciones renales.
Aumento de las necesidades en el embarazo, hipertiroidismo, lactancia o infecciones por parásitos.

Enfermedades carenciales:

La *anemia perniciosa* es la forma clínica más conocida, aunque en la actualidad está más extendida la anemia ferropénica. Las alteraciones clínicas tardan muchos meses en declararse y esto suele ocurrir cuando los niveles sanguíneos descienden de 0,1 mg La sintomatología comprende cansancio extremo, hipotensión, palidez, alteraciones neurológicas de la médula, psicosis y atrofia óptica. En este sentido, es de destacar la ambliopía del f
umador la cual está producida por el cianuro del humo del tabaco, el cual causa una mayor eliminación de B-12. También hay una atrofia de la mucosa gástrica la cual deja de segregar factor intrínseco, lo que impide que las dosis de vitamina B-12, tanto la procedente de alimentos como las terapéuticas, puedan ser absorbidas.

La dosis terapéutica debe ser pequeña ya que se ha demostrado que cantidades de un miligramo diario provocan cierta dependencia. La forma parenteral se reservará para la coenzima dibencozide, acompañado por extracto hepático total, el cual se ha demostrado que tiene incluso una capacidad antianémica superior a la misma B-12.

Una vez lograda la curación, bastarán 30 mcg. una vez al mes para consolidar los resultados.

Otras aplicaciones no carenciales:

Como *anabolizante* no hormonal.

Como antialérgica y *analgésica*.

En dosis de 120 mcg diarios repartidos en cuatro veces, se logra una mejoría considerable en el tratamiento de la *poliomielitis*, restableciéndose los reflejos y disminuyendo los dolores y la

91

parálisis. Si las alteraciones ya están sólidamente instauradas, el tratamiento con B-12 determina al cabo de una semana una recuperación del tono muscular, una influencia favorable en la atrofia y un aumento de la energía general.

También es útil en los niños prematuros para estimular el crecimiento y reforzar las defensas, en casos de desnutrición, en el Lupus eritematoso, la psoriasis y las enfermedades infecciosas.

Se ha demostrado también su utilidad en la anorexia, la *polineuritis*, la neuralgia del trigémino, el asma, los reumatismos, las cefaleas, la esclerosis en placas y la *hepatitis*.

Otros estudios demuestran su validez en el *hipertiroidismo* y en las *diarreas nocturnas* de los diabéticos.

## VITAMINA B-15
### Acido pangámico

Descubrimiento:

Aunque ya se sabía de su existencia desde hacía muchos años a raíz del viaje de unos exploradores al legendario poblado de Sangri-la, en el Tíbet, en donde la eterna longevidad de sus pobladores era atribuida a un componente del hueso de albaricoque, el ácido pangámico, fueron los académicos del Instituto de Biología de la Academia de Ciencias de Rusia quienes aislaron el preciado nutriente.

Los doctores Garkina y Boukine, junto a Krebs, consiguieron sintetizar en 1952 no solamente la B-15 sino su homóloga la B-17, aunque todavía hoy hay pocos que las consideren una vitamina más y ni siquiera que sea algo esencial para el ser humano.

Características:

El ácido pangámico es ante todo un aportador de oxígeno, aunque habría que definirlo mejor como un ahorrador, ya que facilita la absorción de oxígeno en todos los tejidos y es capaz de aprovechar cualquier molécula del preciado elemento, especialmente en aquellas enfermedades que cursan con anoxia.

Los científicos que verdaderamente se molestaron en investigarlo encontraron, además, que este efecto sobre el oxígeno le convertía en un eficaz antienvejecimiento, ya que aumenta la absorción de oxígeno en la sangre y los tejidos, precipitando, además, la eliminación de los deshechos orgánicos. Es, además, un agente transmetilante que desintoxica al hígado y facilita la regeneración celular.

Promueve los procesos de oxidación en general, incluida la glucosa, mejorando la respiración celular.

Mejora el metabolismo de las proteínas a nivel muscular y evita la acumulación de grasas en el hígado.

Evita la formación de los radicales libres, es un antitóxico ambiental y neutraliza los efectos perjudiciales del alcohol a nivel cerebral.

Favorece la acción de la colina y la metionina, mejora el sistema defensivo y evita los excesos de colesterol.

Efectos terapéuticos:

De manera general, sabemos que alivia los dolores precordiales de los cardíacos, normaliza la respiración y las pulsaciones, aumenta la vascularización cerebral en personas con arteriosclerosis y mejora la respiración tisular en general.

Tiene una marcada acción antitóxica, favorece el riego sanguíneo, normaliza las cifras de tensión altas y posee acción diurética.

A nivel muscular aumenta la síntesis de la creatinina, especialmente del músculo cardíaco y *mejora el aprovechamiento del oxígeno por los músculos.*

Otros efectos notorios es su comportamiento como rápido y potente *antidepresivo*, así como un *energético* intenso y que es capaz de retrasar los efectos de la fatiga en los deportistas.

Otras aplicaciones:

Se cree que tiene efectos positivos en la esclerosis múltiple, la distrofia muscular progresiva, la insuficiencia respiratoria, la *angina de pecho* y la miocarditis, aunque estas acciones no están suficientemente contratadas.

Se le han atribuido acciones positivas en la diabetes, las jaquecas vasculares, el asma, la fiebre reumática y el reumatismo.

En los últimos años hay investigadores que afirman que es adecuado utilizarlo en el Sida, el cáncer y hasta en los problemas de aprendizaje de los niños. Dado que las investigaciones sobre este nutriente están poco divulgadas, no es probable que se llegue a una pronta conclusión.

## VITAMINA C
### Ácido ascórbico

Descubrimiento:

Tan antiguo es el escorbuto que es difícil precisar cuándo se pensó en una enfermedad carencial y no en otra causa. Ya se habla de él en el Antiguo Testamento, en los papiros de algunos textos egipcios, en la obra de Plinio, en los relatos sobre Las Cruzadas y hasta en los métodos de curación de los indios norteamericanos.

Este mal endémico que diezmaba las tropas de marinos en los meses del invierno, era tratado al principio por los "sabios doctores" de maneras tan poco eficaces como extirpar los dientes afectados, dar dosis tóxicas de mercurio y hasta considerarla una enfermedad venérea, algo inverosímil si pensamos que en los barcos de guerra o pesqueros no había mujeres.

Los primeros investigadores que aportaron una solución eficaz, aunque sin saber ciertamente dónde estaba su acierto, fueron el doctor de la marina James Lind en 1757, y también Cartier, Hawkins y Lancaster, quienes al menos recomendaron comer frutos cítricos como preventivo. Pero como otros sabios se burlaron de ellos la enfermedad continuó su curso hasta que Lind insistió en que el secreto estaba en dar zumo de limón a los enfermos. Su éxito fue total y consiguió, además, encontrar simultáneamente un remedio para el tifus.

Ya en nuestro siglo, los médicos Holst y Frohlich demostraron la existencia de una sustancia antiescorbútica presente en los cítricos, aunque fue de nuevo Szent-Gyorgy quien lo identificó, erróneamente, como ácido hexurónico, al analizar el tejido de la glándula suprarrenal y cáscaras de naranja. Pero sus conclusiones unidas a las de Glen King, consiguieron que por fin en 1932 se identificara como vitamina C, una sustancia hidrosoluble que carece de nitrógeno y de fórmula $C_6 H_8 O_6$.

Características:

Se trata de una sustancia blanca, soluble en agua y muy estable en forma seca, aunque se oxida con facilidad disuelta en líquido, en presencia de oxígeno, en un medio alcalino o con el calor. Cristalizado es estable en el aire.

Está ligada el ácido nucleico del citoplasma por intermedio del hierro.

En el organismo humano hay varias sustancias que tienen actividad como vitamina C, aunque la más activa es el ácido L-ascórbico, siendo el D-ascórbico el menos eficaz.

Mientras que la mayoría de los animales pueden sintetizar su propio ácido ascórbico, el hombre depende exclusivamente de fuentes externas, aunque su absorción es muy fácil a nivel intestinal, salvo en la vejez o en presencia de cobre o infecciones intestinales.

Se almacena muy pobremente, aunque las enfermedades carenciales no aparecen sino después de muchos meses de carencia, centrándose primeramente en los tejidos y fluidos orgánicos, ya que la glándula suprarrenal y el hígado mantienen niveles altos durante mucho tiempo. Solamente la estimulación forzada de la glándula suprarrenal por la hormona adrenotropa, agota sus reservas.

El producto final del catabolismo del ácido ascórbico es el ácido oxálico, el cual se elimina por orina, aunque en algunas especies también lo hace por vía oxidativa, como bióxido de carbono.

Se almacena en los tejidos de la glándula suprarrenal, el riñón, hígado y bazo, y otra cantidad permanece libre en el suero para cubrir las necesidades diarias estimadas en 0,5 mg por kilo de peso, lo que equivale a 30 mg diarios en un adulto.

Estas necesidades aumentan hasta los 150 mg en el embarazo, la vejez y las enfermedades infecciosas.

Funciones corporales:
Participa en la oxidación de ciertos aminoácidos, incluyendo a la tirosina.
Ayuda a la conversión del ácido fólico en folínico y a su almacenamiento.

Desempeña un papel esencial en el transporte del hierro, el cual se combina con una proteína para almacenarse como ferritina, facilitando posteriormente su absorción intestinal.

Es necesario para la elaboración del cemento intercelular, para el crecimiento y la regeneración de tejidos, estimulando, por tanto, la cicatrización en las heridas.

Posee un efecto estimulante de la actividad fagocitaria de los linfocitos, ayuda a la formación de los anticuerpos y es componente esencial de las fibras colágenas. Mejora la resistencia orgánica en caso de infecciones y estimula la formación de hormonas suprarrenales.

Ayuda al mantenimiento del tejido conectivo, tejido osteoide del hueso y la dentina de los dientes.

Es necesaria para la recuperación de la piel en las quemaduras.

Interviene en los sistemas oxidativos del organismo, en el metabolismo de la fenilalanina y la tirosina y activa la prolina y la lisina, protegiendo también al ácido fólico.

Posee actividad inhibidora en los procesos alérgicos y es antitóxica frente a numerosos agentes patógenos, ya sean medicamentosos, ambientales o alimentarios.

Actúa sobre todas las glándulas endocrinas y se la encuentra a nivel del hígado y los músculos.

Estimula el metabolismo intermedio y la respiración celular y favorece la hematopoyesis.

Mejora la coagulación de la sangre haciendo más activa la trombina y obra en sinergía con la vitamina P en la protección de la pared vascular.

Estabiliza las sales ferrosas.

Posee acción diurética

Fuentes principales:

Brécol 100 mg/100 gr), escaramujos (1.000 mg/100 gr), patatas (20 mg/100 gr), coles de Bruselas 100 mg/100 gr), coliflor (50 mg/100 gr), acerola (800 mg/100 gr), naranja (50 mg/100 gr), limón (70 mg/100 gr), pomelo (40 mg/100 gr), espinacas (90 mg/100 gr), leche de vaca (2 mg/100 gr), riñones (40 mg/100 gr). Otros alimentos que también contienen cantidades altas de vitamina C son: cereza, papaya, guaraná, guayaba, piña, pera, plátano, melón, fresas y pimientos verdes.

Enfermedades carenciales:

*Escorbuto*: En los adultos permanece latente durante 3 a 12 meses y se manifiesta con debilidad, cansancio muscular extremo, encías sangrantes, pérdida de peso y artralgias diversas. Aparecen pequeñas hemorragias en las uñas, las encías están hinchadas, se mueven los dientes por falta de soporte y puede darse gangrena en esa zona.

Las heridas no cicatrizan y se pueden abrir de nuevo las antiguas, hay hemorragias en cualquier parte del cuerpo, falta de orina, edema de los tobillos y débil resistencia a las infecciones.

La enfermedad se declara sin fiebre, con hipotensión, palidez y falta de apetito y con las articulaciones hinchadas y muy sensibles a la presión.

Puede haber anemia, ahogo, palpitaciones y debilidad mental.

El escorbuto del niño (Moller-Barlow), ataca a los niños de seis a dieciocho meses, especialmente si son alimentados con leches hervidas, esterilizadas o en polvo, y no reciben zumos de naranja. Los síntomas son similares a los del adulto pero más graves y comienzan con flaccidez general, hinchazón del vientre, edemas en piernas y vulva, fracturas por extrema fragilidad ósea y ni siquiera se pueden sentar por los dolores en la cadera.

Ambas enfermedades se pueden evitar administrando profilácticamente 100 mg de vitamina C por día cuando se sospechen carencias. Cuando la enfermedad está ya declarada son necesarios hasta 250 mg/día durante varios meses, aunque hay autores que recomiendan dosis más altas al principio para lograr una rápida saturación.

En este sentido hay muchas controversias y es difícil adoptar una postura exacta, ya que las dosis van desde apenas 100 mg/día hasta los 10 gr/día.

Otras aplicaciones no carenciales:

*Hemorragias*, sobre todo de las encías y la retina. En traumatismos con derrames, en las úlceras sangrantes, en la hematuria y, en resumen, en cualquier proceso que curse con hemorragia aunque no exista carencia de vitamina C.

Alteraciones óseas y dentarias, para reforzar la dentadura.

Disminución de la resistencia en *infecciones*, especialmente en los meses de invierno y como preventiva de *estados* gripales. En dosis altas produce un aumento en los niveles de gamma-globulinas y estimula la capacidad de adaptación de la glándula suprarrenal.

Enfermedades gastrointestinales, como hipocloridia o flora intestinal anormal. En las *colitis* ulcerosas, úlcera duodenal o gástrica.

Geriatría y procesos de *envejecimiento* prematuro.

*Anginas*, para reforzar las defensas.

*Anemias*, especialmente en las ferropénicas ya que aumenta la absorción del hierro.

*Lactancia*, como preventivo del escorbuto.

*Herpes*, sobre todo el recidivante.

Cataratas, en las formas seniles unida a otras vitaminas.

*Fracturas,* para asegurar la consolidación.

Alergias, tales como asma bronquial, rinitis, urticarias, etc.

*Cansancio primaveral*, como preventivo un mes antes.

Intoxicaciones medicamentosas o producidas por álcalis.

Enfermedad de Addison, y en todas las insuficiencias suprarrenales.

Antibioterapia, para reforzar las defensas, corregir los efectos secundarios y evitar resistencias bacterianas.

*Hipotensión*, cuando exista astenia, fatiga o psicoastenia.

Hiperpigmentación, del anciano.

Vómitos, por su acción estimulante del cuerpo lúteo, en los de la embarazada.

*Esfuerzos musculares, en deportistas y para prevenir agujetas.*

Alcoholismo, en las formas crónicas y para abortar efectos secundarios graves del medicamento Disulfiram.

Otras aplicaciones:

Retraso del crecimiento, debilidad nerviosa, alteraciones del carácter, edemas, arteriosclerosis, reúma, endocarditis y miocarditis, caries, diabetes, disnea, tuberculosis cutánea, trastornos circulatorios, dolores articulares, aborto habitual.

## VITAMINA P
**Rutina**

Aunque no se la considera una vitamina, al menos en el sentido de nutriente esencial que debamos ingerir con los alimentos, tiene una serie de propiedades farmacológicas muy interesantes, lo cual ha motivado su uso masivo tanto en medicina natural, como en cosmética, como medicamento.

Sabemos que algunos derivados fenólicos tienen una actividad vitamínica P muy alta, entre ellos la epicatequina, cuyo núcleo, además, es de la misma estructura de la vitamina E. La esculósica de la castaña y la cumarina tienen propiedades similares.

Acciones farmacológicas:
Sabemos que la vitamina P disminuye la permeabilidad capilar y aumenta la resistencia de los capilares, protegiendo además de la oxidación a la adrenalina; efectos éstos sumamente importantes como para tener en cuenta este nutriente.
Favorece la acción de la vitamina C, a la que protege de la oxidación, por lo que se piensa que el escorbuto es una avitaminosis de vitaminas C y P.
Es un factor de eficacia antihemorrágica.
Es necesaria para que el riñón filtre adecuadamente y ayuda al buen funcionamiento del hígado.
Tiene acciones positivas contra el neumococo.
Estimula el sistema nervioso simpático y el hígado.

Fuentes naturales:
Se encuentra en abundancia en las cáscaras de naranja y limón, en los pimientos verdes, las guindillas y el perejil, así como en las hojas de tabaco.

Aplicaciones terapéuticas:
Escorbuto, y en todos los síndromes pseudo escorbúticos con fragilidad capilar.
Púrpura vascular, en todas sus variantes y etiologías, salvo la trombopénicas.
Hemorragias, en todas las espontáneas, nefritis, epixtasis y en todo déficit de coagulación.
Inflamaciones serosas, como poliartritis, pericarditis, neuritis, peritonitis, iritis o mixedema.
Edemas, sobre todo los de la pantorrillas.

Sulfaminoterapia, y en los tratamientos radioterápicos y administración de bismuto.

Dermatitis, por procesos tóxicos internos, en la dermatosis, neurodermitis y eczema.

Oftalmología, en los procesos que cursen con congestión ocular matutina.

Verrugas, en unión a la vitamina A.

Síndrome de las manos frías, por insuficiencia circulatoria, así como manos rojas en invierno.

# CAPÍTULO 4

## CÓMO DIAGNOSTICAR UN ESTADO CARENCIAL

Se puede pensar que después de tantos años de estudio es fácil descubrir enseguida un estado carencial de vitaminas en el hombre, pero precisamente por su extraordinaria difusión y dominio del público no experto las carencias nutritivas apenas se diagnostican. El hecho añadido de que en occidente apenas se den casos de desnutrición, salvo en la población marginal, provocan que el médico no tenga en cuenta casi nunca la posibilidad de carencias de vitaminas en sus pacientes habituales.

Otro problema añadido en las avitaminosis es que no suelen darse síntomas específicos, inequívocos, y suelen corresponder también, o al menos ser similares, a numerosas enfermedades. Estos hechos han motivado que en las ciudades industrializadas apenas se diagnostiquen ya enfermedades carenciales y que el mismo médico se niegue a prescribir vitaminas a sus pacientes, ni siquiera a título preventivo.

Pero si bien las avitaminosis agudas como el escorbuto o el beri-beri ya no se dan en occidente, si se dan con muchísima frecuencia  estados carenciales subclínicos, los cuales deberían diagnosticarse en sus comienzos, antes de que las carencias provoquen enfermedades más serias. Estas formas incipientes no suelen manifestarse con signos clásicos importantes, ya que la sintomatología es muy suave, poco importante, pero lo suficientemente clara como para que un médico experto crea conveniente administrar la vitamina adecuada.

Las carencias vitamínicas, además, se diagnostican muy mal con los análisis habituales, hasta tal punto que es raro encontrar una valoración en ninguno de los miles de análisis que se realizan normalmente. Además, las vitaminas que se encuentran en el plasma, aunque fáciles de determinar, no están desempeñando ninguna función metabólica, sino que indican simplemente su tránsito hacia un tejido u órgano determinado. Es más, puede ocurrir que en ese momento no exista rastro de esa vitamina buscada en el plasma y se crea que hay una carencia, cuando no es así. Una prueba más lógica sería administrar una dosis masiva de la vitamina en cuestión y realizar luego un análisis de sangre; así veríamos la vitamina aún presente y la eliminada, quedando la restante como supuestamente aprovechada o almacenada. Aún así, tampoco existiría seguridad ya que un exceso de dosis puede provocar un aumento en la eliminación, aunque existan carencias.

Como no hay datos fiables en los análisis, los analistas utilizan algunos métodos más complejos como por ejemplo: analizar el número de leucocitos en el escorbuto, determinación del piruvato en la carencia de B-1, examen de la creatinuria en la de vitamina E, estudio del metabolismo del triptófano en la de B-6 y estimulación de la protrombina en la carencia de vitamina K.
Por tanto, y como ya mencionamos al principio, nos quedan los signos clínicos como la manera más fiable de averiguar las carencias vitamínicas leves o graves. Obviamente, si el médico se encuentra con un paciente económicamente pobre, desnutrido o con problemas mentales, el diagnóstico no ofrece problemas,

pero ahora nos referimos a los otros pacientes, los aparentemente bien alimentados, no sometidos a ningún régimen de adelgazamiento y que, sin embargo, tienen carencias vitamínicas.

## El diagnóstico

Hay tres zonas que nos ponen enseguida sobreaviso en las carencias vitamínicas: la piel, los ojos y la boca.

## Piel:

La llamada piel de rana que antes se consideraba como una carencia de vitamina A, es con más probabilidad una deficiencia en ácidos grasos esenciales.

Los casos de acné no son atribuibles a la carencia de vitamina A, aunque quizás tenga efecto positivo su administración prolongada o como ácido retinoico en forma local.

La púrpura de repetición, incluida la pos-infecciosa, así como las hemorragias puede que se deba a una carencia de vitamina K, C y P.

La falta de pigmentación puede deberse a una carencia de vitamina C por su efecto sobre los aminoácidos tirosina y fenilalanina.

La piel grasienta responde bien a la vitamina B-6 y B-2, aunque quizás no exista carencia.

A veces se confunde un enrojecimiento de la piel producido por una carencia de vitamina PP, con un eritema solar, ya que ambos suelen ocurrir en los meses de verano. La diferencia es que la lesión pelagrosa desaparece y reaparece.

El síndrome de los pies ardientes es ciertamente una carencia de ácido pantoténico.

La dermatitis descamatoria puede obedecer a carencias de Biotina, o B-6.

## Ojos:

La falta de adaptación a la oscuridad es la mejor prueba de la carencia de vitamina A.

Los ojos enrojecidos a nivel de la córnea suelen darse en la carencia de vitamina B-2, aunque es normal también la sensación de arenilla en los párpados, la fotofobia y el lagrimeo, síntomas también comunes a la avitaminosis A.

La falta de agudeza visual suele darse en la carencia de B-1 y ácido nicotínico, lo mismo que la ambliopía.

Las hemorragias en los ojos pueden ser debidas a carencias de B-2, C y/o vitamina K.

## Boca:

Las "boqueras" son una prueba de avitaminosis B-2.

La gingivitis, encías sangrantes, pueden ser debidas a carencias de C, P y ácido nicotínico, aunque con frecuencia se deben a un uso intensivo del cepillo y la pasta de dientes.

La lengua roja o abultada es síntoma de avitaminosis B-2, PP, B-6 y B-12.

La pérdida del gusto puede ser causa de carencia de Biotina.

## Sangre:

La anemia hipocrómica es debido a carencia de B-6.

La anemia normocítica normocrónica a la B-2.

La anemia ferropénica a la C.

La anemia macrocítica, con leucocitos polimorfonucleares a la B-12 y al ácido fólico.
La anemia por glóbulos rojos muy frágiles a la E.

## Sistema nervioso:

Las alteraciones del sistema nervioso por carencia de B-1 son muy normales e intensas, llegando a producirse alteraciones mentales graves.
Las alteraciones de la conciencia se producen por carencia de B-1, ácido nicotínico, B-12 y ácido fólico.
Las parálisis se dan por avitaminosis B-1 y B-12.
Las convulsiones por avitaminosis B-6.
Las neuritis son normales en la carencia de B-1, B-6 y ácido nicotínico.

## Sistema óseo:

La carencia de vitamina D produce numerosas alteraciones en los huesos, especialmente con fallos en la calcificación y deformación de los huesos largos.
La carencia de vitamina C provoca masas irregulares de cartílago calcificado y los huesos no se calcifican de manera normal.

# CAPÍTULO 5

## AMINOÁCIDOS

Aunque son una parte tan esencial en la alimentación como las vitaminas, no han sido motivo de tanta investigación como ellas y ni siquiera los médicos dominan sus funciones como deberían. Ni que decir que a nivel popular la mayoría de la gente ni siquiera sabe de qué estamos hablando cuando nombramos a los aminoácidos.

### LAS PROTEÍNAS

Hablar de aminoácidos sin nombrar a las proteínas es como hablar del aire sin mencionar al oxígeno ; lo uno va unido a lo otro.

Las proteínas corporales constituyen la gran parte de la masa corporal y para que ésta sea constante y se pueda renovar debemos suministrar continuamente a través de los alimentos las proteínas necesarias, ya que no se pueden sintetizar a partir de otros nutrientes, algo que sí consiguen las plantas a partir incluso del agua.

Las proteínas constituyen la masa de los músculos, del cerebro, de los nervios, las vísceras, el pelo y las uñas, así como de las fibras elásticas que ligan y enlazan las células y tejidos.

Todas son diferentes entre sí, ya que mientras unas son de estructura sólida, como las que forman las uñas y el pelo, otras son extremadamente blandas, aunque a pesar de ello químicamente se asemejan mucho entre sí, estando compuestas por millares de átomos. Ello ha complicado siempre su análisis exacto y de muchas de ellas apenas si se conoce una fracción de su fórmula química. La fibra muscular, por ejemplo, está formada por millares de átomos enlazados entre sí formando una gran tira en forma de muelle, lo que explica su gran facilidad para acortarse y estirarse al menor estímulo nervioso; han convertido la energía de los alimentos en trabajo mecánico.

Tienen una solubilidad incompleta, imperfecta, por lo que es necesario administrarlas siempre en forma coloidal para que se puedan emplear farmacológicamente.
Se componen de los cuatro elementos básicos, carbono, oxígeno, nitrógeno e hidrógeno, a los que se unen con frecuencia otros elementos como el azufre y el fósforo.

**Proteínas=nitrógeno**

La presencia de nitrógeno en su composición las convierte ya en un componente especialmente interesante, mucho más si tenemos en cuenta que los otros dos nutrientes, los glúcidos y los lípidos, no lo contienen.
Ahora sabemos que 16 gramos de nitrógeno contienen 100 gramos de proteínas, que el nitrógeno se descompone en amoníaco y que gracias a ellas podemos absorber la mayoría de los minerales. El hierro se une a la hemoglobina (una proteína) de la sangre, el yodo a la tiroglobulina del tiroides y el fósforo a la caseína de la leche, sin cuya unión sería imposible su metabolización.
Referente al nitrógeno (el cual se encuentra en cantidades insignificantes en algunas vitaminas), sabemos que penetra en el cuerpo a través de las proteínas, ya que el que inspiramos somos incapaces de aprovecharlo. Este nitrógeno no penetra en el

cuerpo más allá de los pulmones, aparte de una pequeña cantidad que se disuelve en la sangre y que no afecta a su metabolismo. El que procede de los alimentos pasa por el hígado y sale después metabolizado por la orina en forma de urea.

Otras formas de presentarse el nitrógeno en la orina es como amoníaco, el cual está presente en pequeñas cantidades y es el responsable del olor característico de la orina, aumentando su producción cuando es necesario para neutralizar la acidez.

El resto del nitrógeno sale a través de las heces por cuatro mecanismos diferentes: 1) Sólo digerimos un 90% de los alimentos y el resto, incluidas las proteínas, se eliminan. 2) Los jugos gástricos segregados en el intestino disuelven los enzimas, un tipo de proteína, los cuales se absorben parcialmente en el intestino delgado, eliminándose el resto por heces. 3) Las células que recubren la pared intestinal se desprenden continuamente y son sustituidas por otras nuevas. Las células muertas son absorbidas de nuevo, aunque una pequeña cantidad también es eliminada en forma de proteína. 4) Las bacterias que pueblan el sistema digestivo están compuestas mayoritariamente de proteínas, existiendo también un recambio continuo. 5) La piel también contribuye a este recambio de nitrógeno ya que la pelo, las uñas y la misma piel, son ricas en proteínas, a lo que hay que sumar las pérdidas por el sudor y la sangre menstrual.

Como estamos viendo las pérdidas de nitrógeno son constantes y por ello es necesario reponer las proteínas continuamente ya que, además, son vitales para reponer todos los tejidos gastados y contribuir al crecimiento celular general. Si conseguimos un equilibrio entre ingesta y pérdida decimos que hay un "equilibrio en nitrógeno". En el supuesto de que el organismo esté creciendo o reparando tejidos, la excreción de nitrógeno disminuye para concentrarse en la reparación y hay entonces un balance positivo, circunstancia que se da igualmente en los deportistas, especialmente en los que trabajan su musculatura, y en las mujeres embarazadas que están formando un organismo nuevo.

El balance negativo de nitrógeno se da cuando una persona expulsa más nitrógeno del que ingiere y por tanto pierde masa muscular rápidamente.

Estos casos se dan en los grandes quemados, las operaciones, los traumatismos y las infecciones con fiebre. Aunque en estos casos las pérdidas de nitrógeno son importantes es mejor esperar a que se reponga el enfermo antes de administrar dosis suplementarias de proteínas, las cuales es posible que no puedan ser asimiladas. Es más, es posible que el mismo organismo comience a retener nitrógeno, no lo elimine en absoluto, y pueda así compensarse de un modo natural las reposiciones. De todas formas y teniendo en cuenta que en el curso de una enfermedad se puede perder hasta un total de un kilo de proteínas corporales, quizás sea necesario su reposición forzada. El cálculo es sencillo: si son necesarios 40 gramos diarios para mantener los niveles normales de proteínas y se ingieren entonces 80 gramos, las pérdidas quedarán cubiertas en apenas tres semanas.

Las proteínas tienen un papel esencialmente estructural y por ello dan la forma adecuada a cada órgano o célula, aunque hay otras que son funcionales, esto es, que gracias a ellas se pueden producir las reacciones enzimáticas y energéticas adecuadas. Otras tienen la misión de transportar sustancias a través del organismo, entre ellas las hormonas, los productos metabólicos y los nutrientes, entre los diferentes órganos, entre las diferentes células e incluso al interior de éstas.

El ser humano las ingiere ya formadas, bien sea directamente a través de los alimentos vegetales o bien comiendo animales que anteriormente hayan comido plantas. Esta conclusión tan sencilla, de que a fin de cuentas todas las proteínas proceden de las plantas, ha motivado muchos de los movimientos por una alimentación mejor, más saludable y menos cruenta, ya que quizás sea más sencillo ir al principio de la cadena alimentaria, al vegetal, en lugar de cuidar animales para después comer su carne. Un dato en este sentido es que por cada kilo de proteína animal se necesitan siete de proteína vegetal. Un simple cálculo matemático nos dice enseguida que quizá el hambre humana se acabaría comiendo sencillamente los productos vegetales, especialmente los cereales, en lugar de cuidar miles de cabezas de ganado para tener que matarlos posteriormente. De hacerlo así, a buen seguro ganaríamos todos en salud.

Una vez que las noticias manipuladas de los ganaderos han sido descartadas, en el sentido de que la carne de los animales es imprescindible para la alimentación humana, solamente nos queda una cuestión de gusto, paladar o costumbre social. Si todas las proteínas animales se han formado a partir de los vegetales no hay motivo para ensalzar la calidad de los alimentos cárnicos y despreciar los vegetales.

Los alimentos más ricos en proteínas son las carnes, los pescados, los huevos, la leche, los cereales, las leguminosas, los frutos secos y las algas, aunque prácticamente se pueden encontrar en cualquier clase de tejido vivo. Los cereales, por ejemplo, contienen hasta un 10% de proteínas, las espinacas un 2% y la carne un 21%, sin que la cantidad quiera decir calidad ya que, como veremos a continuación, no es la cantidad de proteínas lo que más nos debe preocupar sino otra serie de factores más importantes. Un ejemplo de ello lo tenemos en las patatas, las cuales con su apenas 4% de proteínas pueden cubrir más de la mitad de nuestras necesidades diarias.

Ningún producto que provenga de la naturaleza está carente de proteínas, salvo que la manipulación del hombre lo consiga modificar. El azúcar blanco, el industrializado, no contiene nada más que sacarosa, pero en su estado natural, en la remolacha o la caña de azúcar, sí contenía proteínas en suficiente cantidad como para constituir un alimento equilibrado; solamente la mano del hombre consigue alterar un alimento en sí mismo correcto. Y esto mismo lo podemos ampliar a las grasas, los aceites comestibles por ejemplo, los cuales son grasas puras en su comercialización pero no en su forma natural como aceitunas o semillas.

## Cantidad de proteínas necesarias

Al igual que ya ha ocurrido con las grasas y los hidratos de carbono, la cantidad necesaria de proteínas que se necesitan en la alimentación humana está cambiando continuamente, según el investigador que hable. Si nos atenemos a las cifras recomendadas por los carnívoros, encabezados por Liebing (¿no les recuerda ese nombre a una marca de extractos de carne?), los adultos necesitaríamos 1 gramo de proteína por cada kilo de peso, o sea, 70 kilos de peso pues 70 de proteínas, ni una más ni una menos. Bueno pues a los ganaderos norteamericanos y argentinos les debió parecer poco el consumo de carne de vacuno, ya que nos hablaron después de hasta 2 gramos por kilo de peso y si cuela, cuela. Pues todavía hoy hay mucha gente que sigue opinando lo mismo y toman al menos una vez al día algo de carne de vacuno o cerdo. De eso a pensar que el jamón serrano es un alimento de primera magnitud y los cereales algo para los niños, solamente hay un paso.

Y es que la ignorancia de la población no es casual sino manipulada, casi siempre por motivos puramente económicos. El día en que las vacas desaparezcan ya habrá alguien que nos convenza de que el alimento perfecto es la carne de ostra, siempre y cuando ese alguien cultive ostras y no champiñones.

La única manera correcta de conocer las necesidades diarias de proteínas es conociendo nuestras pérdidas, pero, aún así, no podríamos estar seguros de estar acertados ya que parece ser que el organismo es capaz de retener proteínas cuando hay gran demanda. Una persona recién operada de un traumatismo o un deportista de élite, son dos ejemplos de aumento de la demanda la cual puede ser suplida en parte con un aumento de los hidratos de carbono, teniendo en cuenta la baja eliminación de proteínas que existe.
Una persona con una actividad física media necesitaría un mínimo de 33 gramos de proteínas útiles para cubrir sus necesidades y salvo circunstancias especiales como las mencionadas anteriormente, nunca debería sobrepasar los 50 gramos.

Existen, sin embargo, multitud de factores que aumentan nuestras necesidades proteicas, entre ellos los problemas emocionales (tristeza, estrés, irritabilidad, dolor o ansiedad), los cambios bruscos del clima o la sudoración abundante. La abundancia de hidratos de carbono también puede causar un déficit de proteínas, ya que entonces la energía se extrae de ellas, lo mismo que un exceso de proteínas produce una mayor demanda de carbohidratos para que puedan combustionarse. Esto último ha sido la causa de que muchas personas mal aconsejadas hayan tomado una alimentación casi exclusivamente a base de proteínas, con batidos incluidos, en la creencia de que el organismo emplearía las grasas de reserva como energía y adelgazarían. Lo que si es seguro es que adelgazaron en salud y economía, ya que los kilos perdidos volvieron con gran celeridad.

Como pauta podemos admitir que necesitamos aproximadamente 0,6 gramos de proteínas por kilo de peso y que éstas pueden provenir de cualquier alimento que las contenga, sea vegetal o animal.

## Cantidad de proteínas en los alimentos
(Expresadas en gramos)

Carne de caballo: 21,7
Carne de cerdo: 15,5
Hígado de cerdo: 19,2
Conejo: 20,4
Embutido de cerdo: 12,2
Gallina: 18,1
Jamón curado: 15,4
Morcilla: 18,2
Carne de oveja: 18,2
Pavo: 20,1
Pollo. 18,2
Pechuga de pollo: 19,2
Ternera: 19,1
Tocino: 9,1
Carne de ternera: 19,1
Carne de vaca: 21,4

Hígado de ternera: 19,8
Huevo entero de gallina: 11,3
Clara del huevo: 11,0
Yema de huevo: 16,0
Almeja: 12,6
Anchoas: 21,5
Arenque, 19,0
Atún: 24,2
Bacalao seco y salado: 81,8
Bonito: 23,5
Calamares: 16,4
Cangrejos: 17,3
Caviar: 26,9
Gambas: 17,3
Langosta: 16,2
Lenguado: 19,0
Mejillones: 11,7
Merluza: 19,3
Ostras: 5,8
Pulpo: 12,6
Salmón: 19,9
Sardinas en aceite: 25,3
Trucha: 18,2
Leche condensada: 8,1
Leche de mujer: 1,03
Leche de vaca: 3,5
Queso manchego: 25,0
Queso blando: 15,0
Requesón: 15,0
Yogur: 4,8
Pan blanco: 9,3
Patata: 1,8

Judías blancas: 22,0
Almendra: 18,6
Lechuga: 1,3
Naranja: 0,8


## El problema de los excesos

Es bien sabido que en los años de la última guerra mundial no existían apenas obesos en la población, salvo en las clases privilegiadas. Enfermedades ahora comunes, como la obesidad, la diabetes, la hipertensión o el exceso de ácido úrico, eran casos poco corrientes. Los llamados factores de riesgo nunca estaban relacionados con la alimentación y la sangre de la población tenía un rasgo común: era muy fluida.

Junto a esta delgadez, comenzaron a surgir numerosos especialistas que indicaron cuáles eran las causas de la malnutrición de las gentes. Dijeron que la carencia de carne era la causa principal y preconizaron el consumo de carne de mamífero y sobre todo el pernicioso hígado, No había persona delgada a quien no le recomendasen su filete de hígado encebollado, algo verdaderamente difícil de ingerir y mucho menos de asimilar.

Para que sus opiniones fueran más contundentes atacaron duramente el consumo de pan (quizás el único alimento al alcance de todo el mundo), lo mismo que pusieron en la picota a los pescados azules (eran indigestos, decían), recomendando la merluza y otras especies casualmente más caras. O sea, la buen alimentación dependía de tu clase social. Si tienes dinero comerás bien a partir de jamón serrano, merluza, solomillo y mariscos.

Las legumbres, las hortalizas, las patatas guisadas y el pan de centeno, eran cosa de pobres y, por tanto, alimentos de segunda categoría. Una familia bien nunca te invitaría a comer patatas rellenas. El resultado de ello fue así: había una clase obrera fuerte, vigorosa, alimentada con productos de la tierra y una clase pudiente (y dominante), pálida, delgada y enfermiza.

Las autoridades sanitarias contribuyeron sensiblemente en esta ignorancia alimentaria, este culto desmedido a la proteína, y las carnicerías se prodigaron tanto como los bares. Un niño podía entonces dejar de comer la sopa de fideos, el arroz o las sardinas, pero el filete era cosa obligada sino quería recibir un castigo. Recuerden sino la imagen de un niño comiendo un bocadillo de chorizo: si no tenía hambre para todo al menos que se comiera "lo de dentro" y que dejara el pan.

Esta postura en cuanto al valor nutritivo de las carnes y de las proteínas, se sigue manteniendo hoy día y sino lo creen vean la importancia que le dan a la carne en las bodas y banquetes. Todo el mundo deja la guarnición de patatas con zanahoria, pero el solomillo desaparece de los platos enseguida.

Uno de los razonamientos que aún se mantienen es que el ser humano no dispone de ningún sistema para almacenar proteínas y el exceso tiene que ser forzosamente quemado. Por tanto, las reposiciones deben de ser diarias y en cantidad suficiente.

Pero esto ha llevado a las gentes al extremo opuesto, al del exceso, y con él las consecuencias que vamos a comentar. Una alimentación cárnica continuada provoca unos capilares sanguíneos engrosados en su membrana basal, llegando a tener un diámetro hasta tres veces superior al de un vegetariano. El primer inconveniente de este engrosamiento es que la glucosa tiene dificultades para pasar a sangre y para lograrlo aumenta su presión mediante una hiperglucemia. A su vez, este engrosamiento de la membrana capilar dificulta el intercambio de oxígeno y para compensarlo aumenta el número de eritrocitos que mejoren la oxigenación. Una persona con exceso de carne en su dieta puede llegar a ver disminuido su intercambio de glucosa y oxígeno hasta un 80% con relación a una persona normal.

El exceso de proteínas, por tanto, provoca no solamente un engrosamiento de la membrana capilar, sino una disminución de su permeabilidad a causa del acumulo en ella de las proteínas. Este exceso provoca también una sangre muy espesa ya que todos los elementos proteicos de la sangre aumentan, como es el caso de la hemoglobina, el fibrinógeno o los eritrocitos, lo que provoca una alteración de la sangre que obliga a las proteínas a acumularse en las articulaciones y los riñones.

Si la alimentación sigue en esa línea de exceso de proteínas, las arterias empiezan a acumularlas en la parte interna y allí se mezclan con las lipoproteínas y el ácido úrico, comenzando a formarse un ateroma. Cuando con el paso de los años la saturación es crónica, hasta el hígado, la retina, la nariz y el apéndice, se constituyen en depósitos de proteínas, dando lugar a nuevas patologías.

Antiguamente esta plétora era percibida por los médicos los cuales aplicaban sangrías con bastante sabiduría a sus obesos pacientes. Bastaba una extracción de 400 cc de sangre para eliminar inmediatamente 200 gramos de proteínas. No nos debe extrañar que los hipertensos sangren frecuentemente por la nariz, ya que es una defensa natural de su organismo para restablecer el equilibrio.

Si lo de la sangría le parece un método cruento bastaría un día de ayuno semanal o no comer carne para que en el plazo de un mes todo se normalizara.

## LOS AMINOÁCIDOS

Después de toda esta introducción más de un lector se preguntará qué tiene que ver las proteínas con los aminoácidos y el porqué de este largo preámbulo.

Lo que verdaderamente caracteriza a las proteínas es el estar compuestas de otras unidades menores unidas entre sí, llamadas aminoácidos. Es como un tren con muchos vagones. El tren en conjunto es la proteína, mientras que los vagones son los aminoácidos; sin ellos no hay proteína. Además, el número de vagones (aminoácidos) varía según la proteína a formar, lo mismo que su posición en la cadena

Cada aminoácido posee en su extremo dos grupos activos de átomos que facilitan algo que podría parecerse a un tren: uno es el grupo amino y el otro el grupo ácido, de ahí su nombre, aunque hay dos, la hidroxiprolina y la hidroxilisina que no están distribuidos ampliamente entre las proteínas de los tejidos corporales y se encuentran entre las fibras blancas del tejido conjuntivo. Otra excepción está en la monoyodotirosina, la tisorina y la diyodotirosina, las cuales contienen yodo y se encuentran primariamente en la glándula tiroides y en la tiroglobulina, una de las proteínas de la glándula.

Si tenemos en cuenta que los aminoácidos resultan de la digestión de las proteínas es intranscendente que las proteínas sean de origen animal o vegetal, ya que todas se desdoblan en aminoácidos y cuando éstos se absorben a través de la pared intestinal son utilizados para formar nuevas proteínas. Por eso los elementos básicos son los aminoácidos y no las proteínas, aunque no todos deben ser aportados a través de la dieta. Las células corporales pueden fabricar un aminoácido a partir de otro, como ocurre con la fenilalanina, la cual puede transformarse en tirosina simplemente introduciendo en ella oxígeno.

Este hecho ha motivado el que se establezcan dos grupos de aminoácidos, esenciales y no esenciales, aunque esta clasificación ha dado lugar a numerosos errores, ya que todos son esenciales y no siempre los no esenciales pueden ser fabricados por el organismo a partir de otros, lo que les da ya la clasificación de esenciales.

Los aminoácidos  corporales son:

Glicina, alanina, valina, leucina, isoleucina, fenilalanina, tirosina, triptófano, ácido aspártico, ácido glutámico, serina, treonina, cistina, cisteína, metionina, arginina, histidina, lisina, prolina e hidroxiprolina.

Cualquier aminoácido, sea cual sea su origen, es idéntico a otro similar y ninguna proteína necesita tener una mezcla ideal de aminoácidos. Si una de ellas carece de un aminoácido determinado esta carencia puede equilibrarse tomando proteínas de un alimento que contenga suficiente cantidad de ese aminoácido. La mezcla de diferentes alimentos suele ser mejor que la toma aislada de uno de ellos y en este sentido es de destacar que la mezcla de leche con pan sigue siendo una de las mezclas más perfectas, en cuanto a contenido de aminoácidos, que se puede realizar. El único problema es que la mezcla debe realizarse simultáneamente ya que no existe almacenamiento de aminoácidos en el cuerpo.

Si un alimento contiene un exceso de algún aminoácido no puede reservarse para cubrir posibles carencias; se elimina el exceso.

Solamente en los casos en que todos los aminoácidos se presenten en las proporciones adecuadas en cada comida tendremos las proteínas necesarias para el organismo, aunque no hay que olvidar la peculiaridad de los aminoácidos "no esenciales" los cuales pueden ser sintetizados de diferentes maneras aunque no existan en la dieta. Los otros, los "esenciales" no utilizados, pasarán a formar parte de la cadena energética aportando 4 kcal por gramo.

**Valor de las proteínas**

Este término también ha dado lugar a numerosas confusiones en el sentido de confundir "valor" con utilidad de una proteína. Se dice que una proteína tiene mayor "valor biológico" que otra cuando está compuesta de una mayor proporción de aminoácidos esenciales y en base a ello se la engloba en una categoría superior, lo que es erróneo. Una proteína de alto valor biológico se supone que tiene la facultad de quedar retenida en el organismo para ser utilizada en la síntesis de los tejidos, mientras que las de menor valor biológico parece que no puedan ser utilizadas, por lo menos adecuadamente. Si fuera así tan sencillo, bastaría con tomar exclusivamente aquellos alimentos de mayor valor biológico en cuanto a proteínas para estar nuestras necesidades cubiertas. La leche, la carne y los huevos indudablemente tienen un alto valor biológico, como podemos ver en la siguiente tabla:

Leche materna: 100
Huevo entero de gallina: 100
Carne: 75
Pescado: 75
Leche de vaca: 75
Soja: 70
Arroz: 60
trigo: 50
Leguminosas: 50
Maíz: 40

Pero hay dos factores que nos pueden hacer ver las cosas de otro modo: uno, que basta con mezclar arroz con patatas para lograr así una gran calidad biológica en las proteínas, lo mismo que mezclando varios cereales entre sí. Dicho de un modo más claro: mezclando productos vegetales siempre conseguiremos un gran valor biológico en las proteínas, además de aportar el resto de los nutrientes igualmente imprescindibles. La carne, a pesar de su gran valor biológico es un alimento desequilibrado, mucho más que los cereales.

Aunque muy olvidados por los expertos en nutrición, existen una serie de alimentos que contienen una riqueza en aminoácidos esenciales muy superior al de la carne, entre ellos: el germen de trigo, el polen, la jalea real, la levadura de cerveza, las semillas de sésamo, el mijo y las algas, los cuales pueden añadirse como complemento de cualquier dieta asegurándonos así una composición perfecta en cuanto a proteínas se refiere.

Mezclando cereales con legumbres, legumbres con semillas, leche con cereales o pan con queso, podemos tener la seguridad de que nuestro organismo está recibiendo todos los nutrientes que necesita, incluidos los aminoácidos no esenciales, los cuales aunque su demencial nombre indique, son tan esenciales como los otros.

## Una clasificación más acertada

Además del valor biológico de una proteína existe otra clasificación, quizás más imprescindible, la cual deja las tablas anteriores en entredicho: nos referimos a la Utilidad Neta de la Proteína (NPU). Este dato se refiere no tanto a la cantidad de aminoácidos esenciales que contiene una determinada proteína sino a la posibilidad que hay de que esa proteína pueda ser aprovechada por el organismo. De nada vale que una proteína sea completa si no la podemos metabolizar y aprovechar en su totalidad.

Las carnes, por ejemplo, tienen un valor biológico de 75 pero una utilidad neta de 65, lo que quiere decir que sus proteínas, aún estando compuestas de casi todos los aminoácidos esenciales quizás no puedan ser absorbida. El huevo, por ejemplo, tiene una utilidad neta del 94%, el pescado un 80% y la leche del 82%, lo que indica ya su valor como alimento proteico, mucho más si los mezclamos con cereales.

Mezclando judías de un valor biológico de 40, con trigo que tiene 50, se consigue elevar su valor biológico al 70% y su utilidad neta al 95%, casi perfecto, ya que además es una mezcla que proporciona energía calorífica, la base de la vida.

Y por último, no hay que olvidar que un alimento debe contener una mezcla lo más completa posible de elementos nutritivos, además de no causar daño con su consumo habitual. En este sentido está claro que la alimentación cárnica queda en desventaja respecto a la vegetal, ya que su contenido vitamínico y mineral es muy pobre, mientras que es demasiado rica en grasas saturadas, muy perjudiciales para la salud. Es también deficitaria en hidratos de carbono (imprescindibles para combustionar las proteínas) y su digestión genera, además, residuos tóxicos como las purinas o el ácido úrico, perjudiciales para la salud.

## ¿Se deterioran las proteínas en el proceso de cocinado?.

Se ha hablado tanto de las pérdidas de vitaminas durante el cocinado y la conservación de los alimentos que apenas nadie sabe si las proteínas también se deterioran en nuestras cocinas. Aunque no existen tantas investigaciones como en el caso de las vitaminas sabemos que, por ejemplo, el aminoácido lisina es muy sensible al calor, pero mucho más lo es a la presencia de glucosa.

Si empleamos un buen cereal como es el trigo y lo mezclamos con azúcar blanco para realizar un dulce, se produce inmediatamente una pérdida de lisina. Eso mismo ocurre cuando hacemos palomitas de maíz o trigo hinchado, el cual pierde parte de la lisina al ser sometido a las fuertes presiones del proceso y al calor extremo. Afortunadamente el hecho de mezclar cereales con leche en el desayuno cubre este problema y la alimentación vuelve a ser completa.

## Absorción de los aminoácidos

Como ya sabemos, las proteínas no se absorben como tales sino que lo hacen como aminoácidos. Estas sustancias hidrosolubles pasan por difusión a través de la pared del intestino y de ahí a la sangre, aunque un pequeño porcentaje se queda en el tejido linfático y de este modo pasan a la circulación en general.

La sangre cargada de aminoácidos entra en el hígado, donde se efectúan una serie de cambios metabólicos. Desde esta víscera se transportan a las células orgánicas para ser utilizados en la síntesis de las proteínas, factor prioritario para formar nuevas proteínas y así poder sustituir la fracción proteica perdida en el diario desgaste de los tejidos y para elaborar diferentes enzimas y hormonas.

Si los aminoácidos existen en ese momento en exceso con respecto a las necesidades de ese día, este exceso se podrá emplear como fuente de combustible inmediata o transformarse en glucosa y entrar en el metabolismo de los hidratos de carbono. EL resto pierde su grupo amino en el hígado y los riñones y forma amoniaco, que normalmente se combina con bióxido de carbono para formar la urea que se excretará por la orina.

Existen indicios de que algunas proteínas no se desdoblan en aminoácidos y que se absorben intactas, aunque su utilidad está muy disminuida y lo normal es que se excreten como tal pues el cuerpo no puede hacer uso de ella. Es más, UNA PROTEÍNA INTACTA PUEDE DAR LUGAR A PROBLEMAS TÓXICOS O ALÉRGICOS, INCLUSO GRAVES, especialmente si son absorbidas a través del sistema respiratorio. Solamente en la lactancia y si el bebé ingiere leche materna, puede asimilar ciertas proteínas, en concreto globulinas, presentes en la leche, las cuales le aportarán ciertas defensas en los primeros meses de su vida.

Los aminoácidos que se absorben en exceso y aquellos que resultan de la demolición de las proteínas corporales pierden su grupo amino en el proceso de la desaminación a nivel hepático, formando la urea.

Parece ser que NH3 y CO2 se unen con el aminoácido ornitina y forman citrulina y esta a su vez forma arginina, la cual se hidroliza en el hígado por un enzima llamado arginasa para formar urea y reconstruir la ornitina anterior, ya que esta no se elimina por la orina.

# CAPÍTULO 6

## LOS AMINOÁCIDOS, UNO A UNO

## Esenciales:

### FENILALANINA
C9 H11 02 N

Al igual que otros aminoácidos que posteriormente analizaremos, la fenilalanina la podemos encontrar en forma Levógira o L y Dextrógira o D, según sea que el radical NH2 se encuentre a la izquierda o la derecha. Esta diferenciación es muy importante a la hora de sus aplicaciones terapéuticas, ya que según lo empleemos lograremos resultados diferentes.

En los alimentos lo encontramos como L-Fenilalanina y esta es la forma con la que el organismo es capaz de fabricar nuevas proteínas, siendo la forma D la que habitualmente se encuentra en los vegetales y las bacterias, aunque posteriormente es transformada por el cuerpo en la forma L, quedando una pequeña cantidad que se encuentra como DL, también con distintas aplicaciones.

La forma L-Fenilalanina se encuentra en grandes cantidades en el cuerpo humano, casi siempre unida a otras sustancias que también intervienen como neurotransmisores.

Por ello, este aminoácido ejerce una importante función para regular la presión arterial y el consumo de oxígeno, los niveles de glucosa en sangre, las pulsaciones cardíacas, el metabolismo de los lípidos y el buen funcionamiento del sistema nervioso y cerebral. Parece ser que ejerce una labor vital en la memoria y la agudeza mental, así como en los reflejos autónomos de defensa.

Interviene en la producción de la dopamina y la norepinefrina, lo que hace interesante su utilidad para regular los cambios del humor. También actúa sobre el centro hipotalámico del apetito, muy influido por la cantidad de norepinefrina corporal y la hormona colecistokinina.

La otra forma galénica habitualmente encontrada en ciertos compuestos dietéticos, la D-fenilalanina, no puede ser empleada como un precursor de los neurotransmisores ya que incluso puede que anule parte de su acción, lo que explicaría su propiedad de mitigar los dolores de tipo nervioso, como ocurre en las ciáticas y neuralgias. Hay quien asegura incluso que actúa de manera similar a la morfina ya que inhiben ciertos enzimas responsables del dolor.

Una tercera forma galénica que se comienza también a emplear es una mezcla de ambas, la DL-fenilalanina, la cual tiene las propiedades de ambas y no parece tener efectos secundarios. Tal es así que incluso la estamos viendo ya añadida incluso a bebidas refrescantes.

Por tanto y si esto es así, la DL-fenilalanina tendría propiedades espectaculares para suprimir el dolor crónico en las enfermedades reumáticas, estimular la producción de las endorfinas, las cuales influyen en nuestro estado anímico y en la resistencia al cansancio, y hasta serían capaces de prolongarnos la vida.

Su eficacia como antidepresivo está siendo cada vez más estudiada, especialmente en las depresiones de los ancianos y aquellas que aparecen por falta de adaptación al medio. Y si como dicen la esquizofrenia no es sino una enfermedad depresiva, una profunda tristeza del individuo ante una sociedad que no le entiende, la DL-fenilalanina quizás se podría utilizar como preventivo para curarles. No obstante y dado que muchos de estos enfermos lo son como consecuencia a un tratamiento anterior con anfetaminas, se debería tener cuidado en su aplicación ya que es posible que la enfermedad se agudice, más que nada si tenemos en cuenta que estimula ciertos neurotransmisores con efectos anfetamínicos. Por tanto, y aunque su efecto antidepresivo sea cierto deberemos tener precaución en utilizarla en enfermos especialmente nerviosos y agresivos y emplearla solamente en aquellas depresiones que cursen con apatía al entorno social.

Sus acciones por tanto en la crisis depresiva podrían estar centradas en tres cambios: incrementar la cantidad de norepinefrina, mejorar la utilización de las endorfinas y estimular la acción de los neurotransmisores.

Todo ello sin efectos adversos ni de rebote, por lo que la enfermedad depresiva puede considerarse resuelta después de un tratamiento con fenilalanina.

Funciones orgánicas:

1. Junto a la Tirosina actúa de manera decisiva en los procesos de pigmentación cutánea.
2. Mejora la agudeza mental y la memoria, especialmente en los ancianos.
3. Es un moderador del apetito de media mañana.
4. Regula el metabolismo de las grasas y de la glucosa, contribuyendo así a controlar el sobrepeso.
5. Colabora en la misión de neurotransmisores nerviosos.
6. Ayuda a formar el colágeno y la elastina, actuando, además, como antiinflamatorio en las enfermedades reumáticas.
7. Corrige la dismenorrea y aumenta la libido en ambos sexos.

8. Es un eficaz antidepresivo al estimular la producción de endorfinas y norepinefrina.
9. Actúa como analgésico general.

Síntomas carenciales:

1. Vitíligo y canicie precoz.
2. Depresión endógena, ansiedad y falta de interés por el entorno.
3. Cataratas, congestión ocular.
4. Aumento de la sensibilidad al dolor, especialmente en las jaquecas y enfermedades inflamatorias.
5. Alteraciones graves de la conducta.
6. Aumento desmesurado del apetito con pérdida simultánea de energía.
7. Pérdida de la memoria y poca capacidad de concentración.

Aplicaciones no carenciales:

Cualquier alteración en las facultades intelectuales.
Disminución del apetito sexual.
Obesidad.
Artrosis y reumatismos dolorosos.
Inflamaciones traumáticas.
Falta de pigmentación cutánea o capilar.
Dolores en general.
Alteraciones del comportamiento y del carácter.

Notas de interés:

Hoy día existen numerosos preparados comerciales que contienen fenilalanina, incluidas cremas bronceadoras y aunque no se han demostrado efectos secundarios deben abstenerse de tomarla las personas de carácter agresivo o muy nerviosas, así como los enfermos de fenilcetonuria, una enfermedad metabólica en la cual no se metaboliza la fenilalanina, existiendo siempre un exceso de ella en sangre.

Si se está en tratamiento médico por hipertensión, obesidad, depresiones, fenilcetonuria o antiinflamatorios, es mejor consultar a un médico experto en aminoácidos antes de ingerirla. Como siempre, el embarazo es un estado en el cual no se debe tomar ningún suplemento sin consultar al médico.

Su efectos se potencian tomando Taurina y Tirosina, así como vitaminas C y B.

**Cantidad aproximada de aminoácidos por cada 100 gr de proteína:**

Trigo integral: 5,1
Harina refinada: 5,5
Soja: 5,3
Arroz: 5,0
Patata: 5,4
Cacahuete: 5,1
Avena: 5,5
Pescado: 4,4
Carne: 5,0
Leche: 5,5
Hígado de vaca: 6,1
Gelatina: 2,3
Huevo: 6,3
Maíz: 5,0
Pan: 5,0

## ISOLEUCINA
C6 H13 02 N


De sumo interés en los tratamientos dietéticos de preparación deportiva, este aminoácido ramificado esencial tiene una importancia extraordinaria por su efecto anabólico.

Aunque se absorbe bien en el intestino delgado, existen ciertos problemas en su transporte hacia las células musculares, por lo que no son raras las carencias, especialmente en individuos con gran actividad mental y física.

Comercialmente se extrae de la proteína de la leche, la remolacha y los huevos, recomendándose una media de 150-400 mg una vez al día.


Funciones orgánicas:


Junto a la Valina y la Leucina, ayuda al desarrollo muscular y estatural, por lo que se le considera un anabolizante no hormonal interesante, al mismo tiempo que acorta los tiempos de recuperación en estados de cansancio y es un buen energético para el deporte.

Colabora en el mantenimiento correcto del páncreas y el metabolismo de la glucosa e interviene activamente en la síntesis de las proteínas y la formación de hemoglobina.

Participa junto al ácido glutámico en el desarrollo de las funciones cerebrales.


Síntomas carenciales:


Normalmente los podemos encontrar centrados en el aparato muscular, el cual se desarrolla deficientemente, tanto en volumen como en peso de la masa muscular, generalizándose este desarrollo insuficiente a nivel de estatura, hormonal e intelectual.

También nos encontramos con anemia y mala recuperación ósea en las fracturas. Las hepatopatías de larga duración suelen ser las mayores responsables de este déficit ya que la síntesis de la albúmina se desarrolla en el hígado y sin esta proteína no se almacenan los aminoácidos en cantidad suficiente. La sangre y el plasma es un mal reservorio de este aminoácido.

Aplicaciones no carenciales:

Por su gran efecto anabolizante se utiliza en los deportes en los cuales es necesario un rápido desarrollo muscular, como el culturismo, en unión a otros aminoácidos ramificados y también unido al polen. En estos casos hay que tomarlo antes del entrenamiento, fuera de las horas de comida, ya que los otros aminoácidos de la dieta interfieren en su absorción por existir cierta incompatibilidad.

También lo podemos emplear para casos de fatiga intensa, ganar peso y en casos de atrofia muscular, como ocurre en la esclerosis múltiple, la distrofia muscular progresiva y las convalecencias prolongadas.

Es necesario para un mejor efecto unirlo a la Lisina, Arginina y la Valina.

Cantidad aproximada de aminoácidos:

Trigo integral: 4,0
Harina blanca: 4,2
Soja: 6,0
Arroz: 4,8

Patata: 3,7
Cacahuete: 4,0
Avena: 4,8
Pescado: 6,5
Carne: 6,0
leche: 7,5
Hígado de vaca: 4,8
Gelatina: 1,7
Huevo: 7,7
Maíz: 6,4

## LEUCINA
C6 H13 02 N

Es otro de los aminoácidos ramificados esenciales cuyas acciones son similares al anterior, la isoleucina, compartiendo casi las mismas propiedades farmacológicas, hasta tal punto que se les suele emplear siempre juntos. Lo podemos encontrar, por tanto, en los alimentos proteicos o en forma dietética para aplicaciones deportivas.

Este aminoácido proviene de la degradación de las proteínas gracias al fermento Tripsina, pudiéndose ser ingerido posteriormente en forma cristalizada sin alteración alguna, incorporándose a la energía metabólica de las células. Aún así, una parte de él se pierde para elaborar la síntesis de la albúmina hepática, la cual servirá posteriormente como vehículo conductor hasta los tejidos adecuados.

Este tipo de aminoácido ramificado está en una proporción mucho mayor que el resto de los esenciales, al menos en cuanto a su propiedad de formar parte de las fibras musculares. Una manera de que el exceso de este aminoácido no se pierda, en el

136

supuesto de que el músculo no lo necesite en ese momento, es realizar un entrenamiento o sobrecarga muscular media hora antes de ingerirlo, facilitando así la incorporación del aminoácido en la estructura del músculo. De hacerse así se logrará un aumento de la masa muscular mucho más rápido que sin realizar ejercicio.

Funciones orgánicas:

Actuar como anabolizante no hormonal, mejorando el desarrollo muscular.
Favorecer el crecimiento estatural de los niños, potenciando sus facultades intelectuales.
Favorecer la síntesis de las proteínas y la reparación de los tejidos dañados.
Estimular la formación del callo óseo y la cicatrización de las heridas.
Actuar como protector hepático, colaborando en la eliminación de toxinas.
Estimular la producción de endorfinas corporales.
Potenciar la acción de la vitamina B-1.
Actuar como reductor del azúcar en sangre, pudiendo considerarse un frenador de la acción de la insulina.

Síntomas carenciales:

Poco desarrollo muscular y estatural.
Poca resistencia al ejercicio y una lenta recuperación de la fatiga.
Mala resistencia a las infecciones y una lenta curación en los traumatismos.
Distonías endocrinas, especialmente pancreáticas.

Aplicaciones no carenciales:

Hepatopatías que cursen con carencia de proteínas, cansancio extremo y que esté causada por tóxicos o drogas.
Grandes quemaduras de piel que exijan una ayuda en la regeneración cutánea.
Todos los deportes de resistencia y muy especialmente aquellos en los cuales sea imprescindible una gran masa muscular rica en fibra.
Regímenes de adelgazamiento que puedan implicar flaccidez muscular.
Aumento del volumen mamario y de su consistencia.

Cantidades aproximadas de aminoácidos:

Trigo integral: 7,0
Harina blanca: 7,0
Soja: 8,0
Arroz: 2,8
Patata: 9,6
Cacahuete: 6,7
Avena: 8,0
Pescado: 9,5
Carne: 8,0
Leche: 11,0
Hígado de ternera: 8,4
Gelatina: 3,5
Huevo: 9,2
Maíz: 15,0
Pan:

# LISINA
C6 H14 02 N3

Es uno de los aminoácidos más estudiados y uno de los primeros utilizados por la medicina química por sus buenos efectos terapéuticos. Se utiliza como referencia para evaluar el contenido en aminoácidos esenciales de la dieta, para valorar el valor biológico de las proteínas alimentarias, así como para poner ejemplos de lo que sería una mezcla racional de alimentos completos.

También y en sentido peyorativo, ha sido utilizado por los defensores de la alimentación cárnica para explicar las carencias de la alimentación vegetariana y su deficiencia en lisina.

Otra aplicación no menos importante de la Lisina es su papel como conductor de ciertos fármacos, facilitando no solamente su absorción sino incluso su biodisponibilidad, o lo que es lo mismo, que el medicamento unido al aminoácido pueda llegar con seguridad al órgano que nos interese. En este sentido, también posee cierta acción de retardo en su eliminación y es capaz de mantener los niveles en sangre del medicamento por más tiempo que si se administra sin él.

Un dato que hay que tener en cuenta es que, lo mismo que ocurre con otros aminoácidos, si se administra de forma individual puede entrar en competencia con otros y causar carencias, especialmente de la arginina; por eso es normal que los preparados dietéticos contengan ambos ya que así se evitan desequilibrios y se potencian la acción de los dos.

Sabemos que potencia la acción del ácido acetilsalicílico, que mejora la absorción del calcio y que es protegido por la vitamina

C. No debe usarse en dosis mayores de un gramo por día, salvo que lo empleemos para tratar enfermedades muy específicas.

Funciones orgánicas:

Es un aminoácido esencial en el desarrollo infantil, no tanto a nivel muscular como de estatura, la cual estimula de una manera directa o por su acción indirecta sobre la hormona del crecimiento. En unión a la Carnitina facilita el desarrollo, mejora el apetito, estimula la quema de las grasas corporales y potencia las defensas corporales inespecíficas, especialmente contra los virus.

Es indispensable en la producción del colágeno, en el desarrollo muscular y en la producción de hormona del crecimiento, aunque este último efecto está limitado a los niños y apenas tiene acción en los adultos, aunque exista déficit de la hormona somatotropa.

Es vital en la producción de anticuerpos y para combatir las enfermedades virales.

Estimula la producción de los jugos gástricos en unión a la carnitina, mejora la fertilidad de los varones unido a la arginina y potencia la memoria juntamente con el ácido glutámico.

Activa la síntesis del colágeno en conjunción con la vitamina C y ayuda al hígado en su papel antitóxico.

Síntomas carenciales:

Básicamente se centra en los trastornos del crecimiento y la bajada en el nivel de defensas orgánicas.

También se pueden dar impotencia y frigidez.

Trastornos emocionales como irritabilidad, ansiedad, pérdidas de memoria espontáneas, ausencias y hasta esquizofrenia.

Náuseas y vómitos en el embarazo, digestiones lentas y pesadas, falta de acidez gástrica para digerir las proteínas.

Pérdida de la vaina de mielina y tendencia a la esclerosis múltiple.

Imposibilidad de eliminar los metales pesados presentes en el ambiente o los alimentos.

Herpes y alergias a cosméticos y bisutería.

Alopecia.

Vértigos por hipertensión arterial.

En la infancia, enfermedades eruptivas muy intensas.

## TREONINA
C4 H9 02 N

Aminoácido esencial poco estudiado, aunque se le considera responsable del buen estado mental y emocional de las personas, así como en la absorción del resto de los aminoácidos. Actúa en sinergia con los aminoácidos glutámico en la agudeza mental, con la Lisina en el crecimiento estatural y con el Triptófano en lograr un sueño reparador. Con la vitamina C interviene en el sistema inmunitario, con el magnesio en la contracción muscular y la relajación, con el potasio en el equilibrio hídrico de las células y con el complejo B en el mantenimiento de una flora intestinal adecuada. Además, junto al Yodo mantiene el metabolismo activo y con el Inositol regula la cantidad de colesterol que hay en la sangre.

Las carencias de este aminoácido son frecuentes dado que se elimina en gran cantidad por el sudor y las heces.

Funciones orgánicas:

Interviene en el metabolismo del fósforo en la formación del ATP y por ello es importante en la cadena energética.

Previene la degeneración grasa del hígado y le ayuda en su función de desintoxicación.

Regula la flora intestinal saprofita, impidiendo al mismo tiempo su degeneración y el desarrollo de bacterias patógenas.

Es importante en el metabolismo del calcio y ayuda a la formación de un buen esmalte dentario. También interviene en la formación y conservación del colágeno y la formación del callo óseo después de una fractura.

Mantiene la piel libre de arrugas y evita la aparición de espinillas en la juventud.

Regula el sistema nervioso.

Síntomas carenciales:

En la infancia podemos encontrar mala formación de la dentadura con aparición de caries precoces que no se solucionan con flúor.

Uñas débiles, frágiles y con manchas blancas que no responden al Sílice ni al calcio. Su papel en el metabolismo del calcio es pues muy importante.

Hay trastornos degenerativos hepáticos con infiltración grasa y mala regulación del colesterol y las sales biliares.

Hay alteraciones de los capilares sanguíneos con varices y hemorroides en los hepáticos, así como una deficiente absorción del resto de los aminoácidos esenciales.

El enfermo se vuelve débil, con piel grasa, padece infecciones y trastornos digestivos continuos, siendo normal el que su personalidad se resienta y degenere en problemas psíquicos graves. Afortunadamente las carencias se notan pronto y suele bastar una alimentación rica en proteínas para solucionarlo.

Aplicaciones no carenciales:

Lo podemos emplear con cierto éxito en una larga lista de enfermedades como:
Cualquier alteración de la personalidad que curse con irritabilidad.
Todos los problemas dentales de la infancia e incluso como preventivo para una buena salud ósea.
Problemas de congestión ocular matutina, en unión a la vitamina B-2.
Todas las hepatopatías en unión a las vitaminas del grupo B.
Varices, fragilidad capilar, hemorroides y hemorragias nasales de los anémicos, unido a la vitamina C y K, ésta última si hay problemas hepáticos.
Infecciones de repetición en unión a la Lisina y la vitamina C.
Colesterol alto y arteriosclerosis, unido a la metionina.

Cantidad aproximada de aminoácidos:

Trigo integral: 3,0
Harina blanca: 2,5
Soja: 3,9
Arroz: 3,8
Patata: 6,9
Cacahuete: 1,6
Avena: 3,0
Pescado: 4,7
Carne: 5,0
Leche: 4,7

Hígado: 5,3
Gelatina: 1,9
Huevo: 5,0
Maíz: 3,7
Pan: 2,8

## METIONINA
C5 H11 02 NS

Aminoácido esencial empleado primeramente como agente lipotrópico por su eficaz acción sobre la célula hepática, se le considera ahora como un buen antioxidante capaz de impedir los efectos tóxicos de los radicales libres.

Rico en azufre y carbono es un agente necesario en la estructura de los ácidos nucleicos y la formación del colágeno, formando parte también del glutatión reducido, un tripéptido con importantes acciones sobre el hígado, los radicales libres y la energía.

Funciones orgánicas:

Junto a la vitamina B-12 interviene en la síntesis de las proteínas.

En un desintoxicante general, aunque con una marcada acción positiva en la intoxicación por metales pesados, entre ellos el plomo.

Bloquea la acción de la histamina cuando ésta se encuentra en cantidades altas en sangre.

Es un estimulante en la producción de lecitina por parte del hígado, actuando, además, como controlador en el nivel de grasas hepáticas.

Su acción como antioxidante le confiere interesantes propiedades para la prevención contra el cáncer.

Controla los niveles sanguíneos del cobre orgánico y ayuda a metabolizar el selenio.

Junto con el azufre es un eficaz reductor de los problemas cutáneos producidos por intoxicaciones ambientales.

Favorece la producción de endorfinas, contribuyendo así a proporcionar un estado placentero.

Evita los daños producidos por las radiaciones.

Mejora la producción de la hemoglobina y las tasas de anticuerpos y globulinas.

Actúa en el sistema nervioso manteniendo la integridad de los nervios y facilitando la conducción nerviosa.

Es decisiva en el crecimiento de las uñas, pelo y en la regeneración cutánea.

Su presencia ayuda a la producción de hormonas a nivel pancreático, siendo necesaria por tanto en la diabetes.

Regula las tasas de colesterol a través de su efecto sobre la bilis, evitando los efectos perniciosos de las grasas saturadas.

Es un antitóxico ambiental y mejora el metabolismo de la mayoría de las vitaminas del grupo B.

Es necesaria para la producción de la adrenalina, en unión a la fenilalanina y la tirosina, interviniendo también en la formación de las hormonas tiroideas.

Unida a la arginina evita el envejecimiento prematuro de los varones, especialmente cuando está relacionado con la potencia sexual.

Un derivado suyo, la homocisteína, es una eficaz mucolítico.

Se puede emplear con eficacia en:

Intoxicaciones por metales pesados, tanto las ingeridas como las ambientales.

Colesterol elevado, exceso de grasas saturadas en la dieta y sus consecuencias como arteriosclerosis o hígado graso.

Obesidad por excesos de grasas animales en la dieta.

Alopecia, acné y piel grasienta.

Insuficiente defensa contra las infecciones.

Retención urinaria y edemas.

Alcoholismo, tabaquismo y estrés.

Anemia por carencia de ácido fólico.

Psoriasis y cualquier problema de piel que pueda beneficiarse de un tratamiento rico en azufre orgánico.

Cantidad aproximada de aminoácidos:

Trigo integral: 2,0
Harina blanca: 1,5
Soja: 1,7
Arroz: 1,6
Patata: 2,0
Cacahuete: 1,0
Avena: 2,0
Pescado: 3,2
Carne: 3,2
Leche: 3,2
Hígado de vaca: 3,2
Gelatina: 0,8
Huevo de gallina: 4,0
Maíz: 3,0
Pan: 0

# TRIPTÓFANO
C11 H12 O3 N2

Es uno de los aminoácidos esenciales más importantes de todos, no solamente en la formación de proteínas específicas sino en su papel sobre los neurotransmisores. Además, es el único aminoácido junto a la L-Glutamina, que es capaz de atravesar la barrera hemato encefálica y llegar activo al cerebro. Como sabemos esta barrera es una extraordinaria defensa que posee el organismo para salvaguardar tan delicado órgano.

Aunque su importancia en la dieta apenas si fue tenido en cuenta, la medicina lo usó durante bastantes años para tratar problemas intelectuales, como es la enfermedad de Down y la oligofrenia, unido al ácido glutámico. Después sus aplicaciones abarcaron desde problemas del sueño, depresiones e insuficiencias circulatorias en general y de manera especial las cerebrales del anciano. De todas maneras, no es el único aminoácido con acción sobre el sistema cerebral, aunque sí es el único que llega de manera directa, sin modificar. Otros nutrientes como la Colina o la Tirosina, tienen importantes acciones en este campo pero deben llegar modificadas o a través de complejos sistemas hormonales.

El hecho de ser un aminoácido que debe aportarse mediante los alimentos le da aún más valor, mucho más si tenemos en cuenta que es muy inestable al calor y que incluso en alimentos ricos en proteínas se encuentra en cantidades muy pequeñas, dando lugar a carencias con mucha facilidad.

Funciones orgánicas:

Es el precursor de diferentes neurotransmisores, entre ellos la serotonina, la cual depende esencialmente de los niveles de triptófano que le lleguen. Estos niveles suelen ser muy bajos (y esto explicaría la gran cantidad de personas que padecen insomnio) ya que están interdependientes a su vez de la cantidad de ácido nicotínico que exista en la dieta, la cual emplea al aminoácido para su síntesis.

Por tanto, si a la poca cantidad que existe en los alimentos y lo poco estable que es al calor, añadimos las demandas requeridas para la síntesis de la vitamina PP, comprenderemos la necesidad de tomar suplementos de este aminoácido.
 Este efecto debe ser tenido muy en cuenta cuando tratemos enfermedades carenciales en Nicotinamida, como la pelagra o seudo pelagra, ya que una carencia de triptófano puede aumentar las avitaminosis y hacerla difícil de solucionar.

Su dependencia es aún mayor si tenemos en cuenta que las posibilidades de que pueda ser utilizado en el organismo dependen también de la proporción del resto de los aminoácidos esenciales, en especial la tirosina y la fenilalanina, los cuales como sabemos intervienen también en la misión de favorecer la acción de los neurotransmisores.
Pero no acaban ahí todos los problemas de este decisivo aminoácido, ya que incluso la dieta le afecta mucho, especialmente si es rica en carbohidratos y pobre en proteínas. Si la alimentación es rica en azúcares se incrementa el nivel de serotonina, la cual demanda mayor cantidad de triptófano para elaborarse. Este aumento puede darse si no ha sido utilizado previamente para otros requerimientos corporales, como puede ocurrir en los trabajos intelectuales intensos, los cuales aprovechan la facultad del aminoácido para atravesar la barrera cerebral e incorporarse así rápidamente a las demandas. No hay

pues metabolización previa, ni problemas que puedan interferir su acción.

No obstante este efecto puede ser utilizado en nuestro beneficio ya que si como sabemos el triptófano es un inductor al sueño podemos tomar una comida rica en hidratos de carbono si queremos tener un sueño placentero o rica en proteínas si deseamos estar alerta en ese momento. Por tanto, y como efecto secundario añadido, una moderada ingestión de hidratos de carbono a media mañana, junto a un suplemento de triptófano, evitará que se declare un apetito excesivo por ansiedad, contribuyendo así a adelgazar.

Síntomas carenciales:

Aunque no de una manera absoluta, como ocurre en las avitaminosis, la carencia de triptófano puede dar lugar a una gama muy extensa de patologías o al menos que la administración del aminoácido puede solucionar problemas aunque no sean estrictamente carenciales. Por desgracia las autoridades sanitarias han obligado a retirar del mercado todos los preparados dietéticos que contenían triptófano y es casi imposible encontrar suplementos de él ni siquiera en farmacias. De cualquier manera siempre podemos tomar suplementos en los cuales estén diferentes aminoácidos, entre ellos el triptófano o alimentos ricos en él.
Su acción sobre los neurotransmisores permite tratar con éxito aquellas enfermedades cardiovasculares en las cuales el estrés se manifieste con ansiedad, taquicardias o arritmias, con mucho más motivo cuando no existan alteraciones en la pared arterial, como ocurre en la arteriosclerosis. El angino espasmo, dolor

precordial que se percibe en la crisis de la angina de pecho, es una buena aplicación para tomar triptófano.

Sin embargo, será su utilidad en el tratamiento del insomnio crónico o circunstancial la que más importancia ha adquirido en los últimos años, aunque por desgracia los laboratorios farmacéuticos no han sacado ningún compuesto rico en este aminoácido.

Hay quien opina que el problema es que si se hubiera comercializado y dada su gran efectividad e inocuidad, hubiera dejado obsoletos a preparados farmacéuticos de consumo millonario. De ser así, una vez más el enfermo - el consumidor - se ha visto seriamente perjudicado por maniobras comerciales de los laboratorios.

Las experiencias dejaban bien claro que una pequeña dosis de triptófano antes de irse a la cama provocaba una discreta somnolencia que invitaba a dormir. Este efecto era totalmente inocuo, reversible si la persona se esforzaba, y podía ser administrado incluso a niños o enfermos graves sin ningún efecto secundario, ni en ese momento ni al despertarse, lo cual se realizaba con total relajamiento y sin el embotamiento de los somníferos habituales. Además, las experiencias que se hicieron con medidores de las ondas cerebrales durante el sueño comprobaron que el sueño era profundo, sin alteraciones del ritmo e incluso sin pesadillas, algo que nunca lograron los medicamentos. Tampoco existía hábito o dependencia del producto una vez suspendido el tratamiento, lográndose, además todos los demás beneficios que aporta un suplemento de este aminoácido esencial.

Otra gran ventaja (y van...) del triptófano es que puede ser tomado durante el día como relajante, ya que no provoca sueño en las horas diurnas, pudiéndose incluso conducir ya que la alerta intelectual y los reflejos no quedan disminuidos.

El triptófano actuaría solamente cuando el individuo deseara dormir y no en cualquier momento.

Sus efectos sobre el psiquismo y el sistema nervioso le llevan a ser también un buen tratamiento contra la ansiedad, la irritabilidad e incluso la depresión, quizás por su dependencia de otros aminoácidos antidepresivos como la tirosina y la fenilalanina. Juntos constituyen uno de los remedios más eficaces y rápidos que existen para el tratamiento de las crisis depresivas y todo sin efectos secundarios.

Quizás sea su acción conjunta con estos aminoácidos o por el estímulo que supone a la producción de serotonina y endorfinas, lo cierto es que las aplicaciones como antidepresivo del triptófano son muy notables. Esta acción sobre las hormonas endógenas es bastante más amplia de lo que a primera vista parece, ya que si como sabemos influye sobre ellas es lógico pensar que el abanico de posibilidades terapéuticas es enorme. Las últimas experiencias nos hablan de que una dosis de triptófano diaria puede servir para aumentar la tolerancia al dolor y si es así no solamente nos podríamos encontrar con un nuevo analgésico, ahora más inocuo que los anteriores, sino que podríamos conseguir reducir la dosis de morfina en los enfermos de cáncer, efecto suficientemente importante como para que fuera digno de un estudio serio.

También sabemos que es útil para tratar trastornos de la conducta, en especial manías o fobias, así como neurosis y neurastenias que hasta ahora solamente se pueden tratar con ansiolíticos, una terapia demasiado generalizada para que pueda ser eficaz en problemas tan dispares.

151

No se sabe si ciertamente la mayoría de las enfermedades del comportamiento se deben a carencias de algún elemento nutritivo, como pudiera ser un aminoácido, o alteraciones orgánicas aún no definidas, pero lo que parece lógico pensar es que si hay componentes naturales que son capaces de curar estas enfermedades es porque aún no sabemos casi nada del cuerpo humano.

Por tanto, parece sensato administrar en primer lugar alguno de estos nutrientes inocuos.

Aplicaciones no carenciales:

Cualquier tipo de dolor, sea crónico agudo, como terapia sola o combinada con los fármacos habituales, lo que permitirá reducir la dosis de éstos.
Insomnio crónico o para quitar poco a poco la dependencia a las hipnóticos utilizados.
Para tratar problemas de ansiedad o emocionales que cursen con tristeza, apatía, depresiones o neurosis.
En casos de obesidad por bulimia.

Cantidad aproximada de aminoácidos:

Trigo integral: 1,2
Harina: 0,8
Soja: 1,4
Arroz: 1,3
Patata: 2,1
Cacahuete: 1,0
Avena: 1,3
Pescado: 1,2
Carne: 1,4

Leche:
Hígado de vaca: 1,5
Gelatina: 0,0
Huevo: 1,7
Maíz: 0,6
Pan: 1,2

## VALINA
C5 H11 02 N

Aminoácidos esencial ramificado empleado conjuntamente con otros similares en los tratamientos para el desarrollo muscular. Sus efectos por tanto son muy rápidos y decisivos ya que se incorporan de manera inmediata a la estructura muscular, siempre y cuando guardemos las precauciones necesarias: emplearlos de manera aislada, sin mezclar con otros compuestos o aminoácidos que puedan dar lugar a competencias (esto incluye tomarlos alejados de las comidas) y para un efecto más intenso hay que realizar ejercicio muscular media hora después.
Al no necesitar la acción del hígado para su metabolismo este tipo de aminoácidos se comportan como una hormona anabolizante, aunque por supuesto sin ninguno de sus efectos secundarios.

Síntomas carenciales:

No se conocen enfermedades dependientes exclusivamente de la carencia de este aminoácido, aunque es caso seguro que las alteraciones que se curan con su administración se deban más que nada a carencias múltiples de aminoácidos, bien sea por desnutrición o por catabolismo excesivo. Como ya sabemos los

153

traumatismos, las hepatopatías, las operaciones quirúrgicas, las grandes quemaduras y el deporte de competición, demandan cantidades muy altas de aminoácidos, especialmente aquellos de cadena larga.

Por ello lo emplearemos en todas aquellas patologías en las cuales sea imprescindible un aumento de la capacidad regenerativa de la piel, músculos o huesos, así como en las hepatopatías.

Aplicaciones no carenciales:

Épocas de fuerte entrenamiento deportivo para aumentar la resistencia al cansancio y mejorar la masa muscular.

Escaso desarrollo estatural en jóvenes. Delgadez.

Problemas emocionales ligados a escaso desarrollo corporal, como son la bulimia (hambre excesiva compulsiva), insomnio, nerviosismo o drogadicción.

Cantidad aproximada de aminoácidos:

Trigo integral: 4,3
Harina: 4,1
Soja: 5,3
Arroz: 6,2
Patata: 5,3
Cacahuete: 4,4
Avena: 5,5
Pescado: 6,0
Carne: 5,5
Leche: 7,0
Hígado de vaca: 6,0
Huevo: 7,8

# CAPÍTULO 7

## Aminoácidos no esenciales:

### ÁCIDO GLUTÁMICO
C5 H9 04 N

Primero de la larga lista de aminoácidos no esenciales, esto es, que pueden ser sintetizados por el organismo pero siempre y cuando se den las circunstancias adecuadas para ello,
Considerado un elemento esencial en el desarrollo intelectual y memorístico, el ácido glutámico está presente en la mayoría de los preparados farmacéuticos y dietéticos orientados a este fin. Su forma activa, la L-Glutamina, es capaz de atravesar la barrera hemato-encefálica e incorporarse inmediatamente a las funciones que le son propias.

Funciones orgánicas:
Se puede considerar como un componente esencial de todas las funciones cerebrales ya sea directamente o como precursor de neurotransmisores como el ácido gamma amino butírico.
Es importante en la regulación del azúcar y de la tolerancia a la glucosa, participando en el metabolismo de los hidratos de carbono y controlando las necesidades orgánicas de consumir azúcar.
Es un desintoxicante cerebral y regula la producción de amoniaco, especialmente cuando hay consumo excesivo de alcohol o drogas.
En unión al ácido cítrico interviene en la producción de energía muscular.

Participa en todas las funciones cerebrales ligadas a la inteligencia, la capacidad de concentración y la memoria en unión a los fosfolípidos.

Mejora la digestión de las proteínas al aumentar la cantidad de ácidos gástricos.

Evita la demencia senil.

Facilita la acción del ácido fólico y trabaja en sinergia con la vitamina B-6 y ácido pangámico.

Participa en la transformación del amoniaco en urea.

Aplicaciones no carenciales:

Como ya sabemos, los aminoácidos no carenciales como éste no cuentan con una patología específica, pero sus aplicaciones terapéuticas son muy extensas, encontrándose en el mercado dietético multitud de compuestos que lo emplean, básicamente, para mejorar la memoria. Estos son algunas de las aplicaciones más comunes:

Mejorar las facultades intelectuales en niños o en personas sometidas a duros esfuerzos memorísticos. Su forma activa, la L-Glutamina, se puede emplear incluso dos horas antes del estudio.

Prevención de las lagunas mentales y demencias propias de la vejez.

Potenciar los efectos de los antidepresivos, aunque no se debe emplear en casos de angustia o ansiedad ya que puede producir nerviosismo.

Acúfenos

Eliminar la fatiga intelectual.

Aumentar los reflejos en exámenes de tipo físico, como conducir vehículos o pruebas deportivas de concentración.

Curar los efectos tóxicos de las borracheras en unión a la vitamina B-6.

Como preventivo en las náuseas y vómitos del embarazo y para ayudar al buen desarrollo intelectual del feto.

Mala digestión de las proteínas por carencia de ácidos gástricos.

Somnolencia después de las comidas.

Sensibilidad extrema a las bebidas alcohólicas, incluidas las de baja graduación.

Deliriums tremens y alucinaciones.

Drogadicción en general.

Para quitarse el hábito de beber café o té.

Trastornos del lenguaje en los niños como timidez, tartamudeo, autismo o pesadillas.

Cantidad aproximada de aminoácidos:

Trigo integral: 29,0
Harina: 0,0
Soja: 18,4
Arroz: 0,0
Patata: 0,0
Cacahuete: 17,4
Avena: 0,0
Pescado: 12,7
Carne: 17,0
Leche: 21,5
Hígado de vaca: 10,6
Gelatina: 10,0
Huevo: 12,6
Maíz: 0,0
Pan: 0,0

## ARGININA
C6 H14 02 N4

Este es otro de los aminoácidos no esenciales que, sin embargo, son ampliamente utilizados en todo el mundo desde su síntesis. Precusor del aminoácido ornitina y de la urea, es un constituyente esencial de la hemoglobina, de las proteínas elastina y colágeno, así como de la formación de la insulina pancreática y del Glucagón, compuesto éste último empleado en medicina. Sintetizado parcialmente por el aminoácido esencial citrulina, la arginina se piensa que es capaz de estimular la producción de la hormona hipofisaria Somatotropa, la cual es la máxima responsable del crecimiento humano mientras dura la actividad de la glándula pituitaria. Sin embargo, estudios posteriores han demostrado que esta facultad puede extenderse a edades muy superiores e incluso a la vejez, lo que explicaría su uso cada vez más extendido en los tratamientos rejuvenecedores. Esta propiedad y el hecho de que forme parte del líquido seminal ha motivado un creciente interés por este aminoácido tanto en la dietética como en medicina.

Funciones orgánicas:

La mayoría de las posibilidades terapéuticas que se nombran a continuación no han sido confirmadas por todos los investigadores y esto nos deja la duda de cuál es el factor o las circunstancias que motivan el que este aminoácido haga efecto en algunas personas y en otras no. Su unión al aminoácido Lisina, el cual comparte muchas de sus acciones terapéuticas, tampoco proporciona resultados más estables que cuando se emplea en solitario.

Estas son algunas de sus aplicaciones más confirmadas:
Estimula la formación de la hormona del crecimiento, aunque se cree que solamente cuando existe déficit. En este sentido un niño cuya genética le obligue a ser de estatura pequeña no crecerá más con su administración.

Estimula el desarrollo de la masa muscular en los adultos por su efecto favorable a la síntesis de las proteínas.

Ayuda a bajar de peso en los pacientes cuyas grasas corporales se movilicen poco como energía, especialmente si la unimos a la Carnitina.

Mejora la respuesta del sistema inmunitario, especialmente de los linfocitos de la serie T3 e impide la proliferación de células malignas aún no metastásicas. También impide la acumulación excesiva de amoníaco cerebral por lo que ayuda a eliminar rápidamente el alcohol etílico en las borracheras.

Favorece la acción de otros aminoácidos, especialmente los ramificados de cadena larga y aquellos cuya acción es decisiva en el cerebro.

Junto a la vitamina E ayuda a la producción del líquido seminal, favoreciendo la proliferación y madurez de los espermatozoos.

Protege al hígado de la acción de los tóxicos e impide su degeneración grasa.

Mejora la cicatrización de las heridas y restablece la piel normal en las quemaduras.

Tiene un importante efecto rejuvenecedor masculino por sus efectos sobre la esfera genital, la próstata, la calidad de la pared arterial y el metabolismo del calcio.

Colabora en el aprovechamiento del manganeso corporal, el cual es uno de los oligoelementos más importantes.

Controla los niveles de colesterol.

Tiene algún efecto positivo en la memoria del anciano, especialmente unido a la Glutamina.

Mantiene los tendones con buena elasticidad.

Otras aplicaciones no carenciales:
Estrés, cansancio extremo, envejecimiento prematuro y desgaste físico en los deportistas.
Golpes o traumatismos en personas mayores.
Consumo de alcohol continuado, junto a vida sedentaria y exceso de colesterol en sangre.
Deportistas que utilizan anabolizantes hormonales.
Obesidad y vida sedentaria con exceso de grasas animales en la dieta.
Coma insulínico.
Fibrosis cística.
Disfunción eréctil.

Cantidad aproximada de aminoácidos:

Trigo integral: 4,3
Harina blanca: 3,9
Soja: 7,3
Arroz: 7,2
Patata: 5,0
Cacahuete: 10,6
Avena: 6,8
Pescado: 7,4
carne: 7,7
Leche: 4,2
Hígado: 6,6
gelatina: 8,2
Huevo: 7,0
Maíz: 4,8
Pan: 5,3

## ASPARTATO
C4 H2 04 N

El ácido aspártico, cuyo nombre viene obviamente del espárrago, el cual lo contiene en cantidades altas, es un aminoácido no esencial que interviene en el ciclo de la urea, siendo capaz de sintetizar ácido glutámico a partir de la glucosa.

En la naturaleza lo encontramos como elemento que interviene en el transporte del nitrógeno, mientras que en el cuerpo humano cumple una importante función en el mantenimiento de las funciones cerebrales, en parte por su acción decisiva sobre el metabolismo del ácido glutámico.

Utilizado desde hace tiempo como energético en multitud de fórmulas, unido a sales minerales como el sodio y el potasio, se comporta como un nutriente que es capaz de aprovechar productos catabólicos para incorporarlos de nuevo a la cadena energética.

Funciones orgánicas:

Al igual que el ácido glutámico, interviene en la eliminación del amoníaco cerebral.
Mejora el aprovechamiento del glucógeno hepático.
Potencia el intercambio celular de los minerales sodio y potasio.
Evita la excesiva excreción del potasio renal.
Participa en la metabolización de otros minerales como el calcio, el zinc y el magnesio.
Mantiene las contracciones cardiacas, evitando las arritmias.
Regula el nivel de transaminasas hepáticas.
Es energético cerebral y muscular.
Regula la producción de urea.

Actúa en unión a las vitaminas B-1 y B-2 en el buen mantenimiento del sistema nervioso.

Cantidad aproximada de aminoácidos:

Trigo integral: 0,0
Harina blanca: 0,0
Soja: 3,7
Arroz: 0,0
Patata: 0,0
Cacahuete: 0,0
Avena: 0,0
Pescado: 3,0
Carne: 6,0
Leche: 0,0
Hígado: 4,0
Gelatina: 15,3
Huevo: 0,0
Maíz: 0,0
Pan: 0,0

## CARNITINA

No fue considerado un aminoácido importante hasta hace muy pocos años, cuando se descubrió su papel en las funciones cardíacas. Aunque no es un aminoácido esencial puesto que se sintetiza a partir de la metionina y la lisina en el hígado, hoy día es un nutriente más a tener en cuenta ya que, entre otras acciones, participa en el ciclo oxidativo de las grasas.
Su presencia fue descubierta en los tejidos musculares, también en el miocardio, en unión al hierro y la vitamina C,

comprobándose que una deficiencia de carnitina provocaba dificultad en el aprovechamiento de las grasas como materia energética.

Funciones orgánicas:

Tiene unas propiedades extraordinarias para asegurar, vía energética, la continuidad de las contracciones cardíacas en situaciones deficitarias, asegurando las funciones del corazón incluso en ancianos y en presencia de insuficiencias serias.
En su presencia las grasas son transportadas al interior de la mitocondria, lo que facilita la cadena energética de reserva y con ello evita la acumulación posterior en el tejido adiposo de la grasa no utilizada.
Dada su gran dependencia de la lisina, en un régimen pobre en carnitina se dan con frecuencia acúmulos de grasa no aprovechable en tejidos receptivos, como son la corteza hepática, las paredes arteriales y por supuesto la piel, dando lugar también a insuficiencia biliar por éxtasis.
Su presencia por tanto es imprescindible para todo el metabolismo graso, controlar el colesterol sanguíneo, ajustar la tasa de triglicéridos a los requerimientos diarios y mejorar el aporte de oxígeno a todos el sistema muscular y cardíaco.
Como energético es capaz de proporcionar energía en los deportes de larga duración, evitar que el corazón aumente peligrosamente sus pulsaciones, prevenir la fatiga muscular en los obesos e incrementar la resistencia a la fatiga en general.
Últimos experimentos le dan alguna propiedad en la síntesis de las prostaglandinas y el buen aprovechamiento de las vitaminas D y E, por lo que quizás tenga algún efecto positivo en la fertilidad masculina y la función ovárica. El hecho de que se hayan encontrados cantidades muy altas de carnitina en los

músculos y los testículos del toro han hecho pensar a los investigadores que pudiera ser un aminoácido con especial acción sobre el varón, aunque esto no ha podido ser contrastado todavía.

Dado que tiene la propiedad de poderse acumular en el tejido muscular, es posible que tomando dosis continuadas podamos disponer de cierta cantidad de reserva para casos de emergencia.

La forma más útil es como L-carnitina y se encuentra ampliamente difundida en productos farmacéuticos y dietéticos.

 Enfermedades no carenciales:

Dado que las carencias de carnitina no son todavía demostrables, salvo por motivos genéticos, podemos utilizarla por sus interesantes propiedades terapéuticas en:

Disminución de la síntesis de proteínas en las hepatopatías graves.

Pérdidas de proteínas en las diálisis y en la insuficiencia renal crónica.

En la hipoglucemia que curse con debilidad muscular.

En todos los trastornos del metabolismo de las grasas, tales como hipercolesterol, obesidad, hígado graso, arteriosclerosis,etc.

Todas las cardiopatías, especialmente aquellas que cursen con isquemias repetidas. Corazón senil y especialmente la angina de pecho de repetición.

Cetosis en los niños y diabéticos.

Anorexia y falta de ácidos grasos alimentarios.

Esterilidad masculina por falta de movilidad de los espermatozoides.

Cualquier situación de debilidad muscular crónica o por sobreesfuerzo.

Heridas, traumatismos y enfermedades debilitantes, así como baja resistencia a las infecciones.
Diabetes.
Distrofias musculares progresivas, esclerosis múltiple y ataxias.
Déficit de nutrientes grasos o mala digestión de estos.
Tratamiento posterior al infarto de miocardio.
Flebitis.

## CISTINA

$C_4 H_8 O_2 NS_2$

Aminoácido no esencial azufrado, el cual posee unas interesantes propiedades como antioxidante, además de ser un elemento decisivo en la eliminación del mercurio.

Sintetizado a partir del azufre, la serina y la metionina, todos ellos nutrientes azufrados, es, sin embargo, el más activo de todos, empleándose abundantemente en medicina como homocisteína. Su forma primaria, la cisteína, es el paso previo para su forma activa la cistina, aunque ambas pueden tener las mismas propiedades terapéuticas dada su fácil conversión.

Funciones orgánicas:

Su papel como antioxidante ya le confiere propiedades muy interesantes en la lucha contra la formación de radicales libres y toda la patología que conlleva. Forma parte del enzima glutatión reducido el cual ya hemos estudiado y que como sabemos posee propiedades muy importantes para el tratamiento de las enfermedades hepáticas, las cataratas incipientes, las alergias y la fatiga, sin olvidar su efecto como rejuvenecedor.

La cistina interviene en la formación del Coenzima A, en la maduración de los linfocitos macrófagos (aquellos que digieren a las bacterias) y que evitan los residuos tóxicos que quedan después de una invasión bacteriana, actuando como un agente conductor de ciertos metales pesados los cuales elimina a través del aparato digestivo.

Actúa como eficaz mucolítico en todas las enfermedades bronquiales, manteniendo la elasticidad del tejido bronquial evitando la fibrosis pulmonar.

Al formar parte de las numerosas proteínas corporales, como las del pelo, uñas, elastina y colágeno, mantiene la integridad y la salud de la piel y tejidos anexos, por lo que es normal verle incluido en numerosos productos cosméticos.

Es un protector de numerosos nutrientes, como los aminoácidos taurina, alanina y glicina, así como de la piridoxina, por lo que se considera un catalizador importante para el aprovechamiento de ellos y recomendándose su utilización conjunta en casos de avitaminosis o carencias proteicas.

Como antioxidante protege además de todo tipo de radiaciones negativas, sean procedentes de los rayos X o ultravioleta.

Es un eficaz agente contra los efectos perniciosos del tabaco, bien sea a través de su acción sobre la mucosa bronquial, limpiando los bronquiolos de elementos mucosos, o actuando directamente sobre la nicotina.

Estimula la síntesis de las proteínas, ayuda a la absorción del hierro, evita la acumulación excesiva de cobre en los tejidos y ayuda a formar las sales biliares.

Su presencia es importante en la diabetes por su acción sobre el factor de tolerancia a la glucosa y el metabolismo del cromo, actuando en la digestión a través de los enzimas digestivos.

Aplicaciones no carenciales:

De modo resumido podemos emplearlo en:
Intoxicación por metales pesados, radiaciones o tabaco.
Deficiencias de antioxidantes o vitaminas B-6 y Biotina.
Fallos en el sistema inmunitario de los macrófagos.
Enfermedades bronquiales que cursen con mucosidad abundante y fibrosis.
Carencia de elasticidad en la piel, el pelo o las uñas.
Enfermedades cutáneas con descamación, eczemas o piel seca.
Heridas que no cicatrizan por falta de elasticidad cutánea. Quemaduras.
Falta de grasas en la alimentación, especialmente insaturadas.
Riesgo de formación de trombos por hiperviscosidad sanguínea.
Poca elasticidad en la pared venosa.

Nota:
Para los problemas de piel hay que administrarla como L-cistina. Es útil administrarla unida a otros aminoácidos azufrados, entre ellos la metionina, ya que así se facilita su absorción., en unión también a la vitamina B-6, la B-1 y la C.

Cantidad aproximada de aminoácidos:

Trigo integral: 1,8
Harina blanca: 1,9
Soja: 1,9
Arroz: 1,3
Patata: 1,3
Cacahuete: 1,6
Avena: 1,8

Pescado: 1,2
Carne: 1,2
Leche: 1,0
Hígado: 1,4
Gelatina: 0,1
Huevo: 2,3
Maíz: 1,5
Pan: 2,1

## GLICINA
C2 H3 02 N

Este es otro aminoácido no esencial que forma parte del Glutatión reducido, compuesto que como ya sabemos es decisivo para las funciones hepáticas de desintoxicación.

Funciones orgánicas:

Interviene en la formación de los ácidos nucleicos, en la producción de sales biliares y en la regulación de las transaminasas hepáticas.

Es constituyente esencial en la formación del tejido colágeno y la elastina, favoreciendo la síntesis de las proteínas y los ácidos nucleicos y por ello la formación del tejido muscular.

Es un potente regenerador cutáneo y actúa como reparador de tejidos dañados en las heridas y traumatismos, evitando la formación de queloides y tejidos no elásticos. Este efecto se ve potenciado por la acción de la arginina y la creatinina, sustancias ambas muy importantes en la formación de tejido sano.

Estimula la absorción de los otros aminoácidos a nivel digestivo, favoreciendo su transformación en proteínas específicas.

Regula la acción de los neurotransmisores, actuando como frenador en aquellas patologías en las cuales hay un exceso en la actividad nerviosa.

Favorece también la función de otros nutrientes que intervienen en el desarrollo intelectual y cerebral.

Aplicaciones no carenciales:

Lo podemos emplear en todos los casos de poco desarrollo muscular, especialmente si va unido a hepatopatías.

En la reparación de los tejidos dañados por traumatismos o que se regeneran con lentitud, como ocurre en la vejez.

Es útil en todas las patologías del sistema nervioso que afecten a la espina dorsal y por ello es correcto emplearlo en la distrofia muscular, la esclerosis múltiple, la ataxia, el parkinsonismo o la espina bífida.

Mejora los estados emocionales que cursan con ansiedad, irritabilidad o agresividad, así como los trastornos del sueño en los que hay pesadillas.

Estabiliza y regula la producción de ácidos gástricos y es un apoyo para la regulación de las tasas de colesterol al mejorar la absorción de los ácidos grasos esenciales, al mismo tiempo que frena la excesiva motilidad intestinal.

Es un factor antienvejecimiento al estimular de nuevo la glándula pituitaria y evitar la hipertrofia de la próstata.

Regula también otras glándulas endocrinas como el páncreas y los genitales.

Controla las alteraciones del ritmo cardiaco como las arritmias, extrasístoles y taquicardias.

Cantidad aproximada de aminoácidos:

Trigo integral: 0,0
Harina blanca: 7,0
Soja: 4,6
Arroz: 0,0
Patata: 0,0
Cacahuete: 5,0
Avena: 0,0
Pescado: 5,6
Carne: 5,0
Leche: 2,3
Hígado de vaca: 6,3
Gelatina: 23,6
Huevo: 3,7
Maíz:0,0

## HISTIDINA
$C_6 H_9 O_2 N_3$

Aminoácido no esencial que, sin embargo, cumple con una función vital, como es el ser un precursor de la histamina. Esta sustancia que liberada en cantidades importantes puede desencadenar serios problemas de salud, no es algo nefasto en nuestro organismo sino un aviso de que nuestra salud está en peligro. Sin su presencia, ante un antígeno podría desencadenarse una crisis alérgica de consecuencias graves o mortales. Por tanto, de los niveles de este aminoácido depende en gran manera la cantidad de histamina corporal.

Funciones orgánicas:

Centrándonos en su misión más importante, la formación y acción de la histamina, encontramos que es decisiva en todas las funciones de este neurotransmisor, entre ellas la de evitar la acumulación de metales y oligoelementos, permitiendo que puedan realizar las funciones que les son propias. Entre ellos tenemos al cobre, el hierro y el zinc.

Sabemos también que la histidina es necesaria para el equilibrio del sistema nervioso y que sus alteraciones o carencias pueden dar lugar a esquizofrenias, delirios y psicosis graves. En los casos leves podemos encontrar náuseas y vómitos de la embarazada por rechazo al niño, fatiga por falta de motivación, anorexia nerviosa por exceso de peso o ansiedad. Los deseos de suicidio en las depresiones son también una indicación para la histidina.

Como regulador de la histamina interviene en todos los procesos de naturaleza alérgica, protegiendo a los tejidos y células contra los antígenos, al mismo tiempo que potencia el sistema inmunitario. Con su administración podemos controlar los efectos espectaculares que suele producir la histamina y eliminar los anticuerpos causantes, protegiendo a los mastocitos.

Por ello se está empezando a emplear en las enfermedades autoinmunes, para las cuales apenas si hay tratamientos. Algunas de ellas, como el vitíligo, la hepatitis crónica, la artritis reumatoide o la esclerosis múltiple, podrían verse beneficiadas con dosis extras de histidina, aunque no hay nada confirmado en este aspecto.

También sabemos que estimula el crecimiento en los niños, regula el sistema nervioso hiperexcitado, controla la tensión arterial alta producida por estrés, favorece la formación de las células sanguíneas y tiene un buen efecto en potenciar la libido.

Aplicaciones no carenciales:

En general, cualquier inmunodeficiencia o enfermedad autoinmune.
En las intoxicaciones por metales pesados o por exceso de metales en la dieta en unión a la vitamina C.
Para mejorar la digestión de las proteínas.
Como protector de la vaina de mielina de los nervios.
Para mejorar la respuesta sexual en ambos sexos en unión a la arginina y metionina.
En todas las patologías del comportamiento, especialmente las más intensas, incluido el deseo de suicidio. Por supuesto, en estos casos siempre bajo control de un médico psiquiatra.
En todas las alergias crónicas, como preventivo.
En las anemias por mala quelación de hierro.

Cantidad aproximada de aminoácidos:

Trigo integral: 2,1
Harina blanca: 2,2
Soja: 2,9
Arroz: 1,7
Patata: 2,2
Cacahuete: 2,1
Avena: 2,0
Pescado: 2,6
Carne: 3,3
Leche: 2,8
Hígado de vaca: 2,5
Gelatina: 0,9
Huevo: 2,4
Maíz: 2,5

## ORNITINA

Aminoácido no esencial dependiente del consumo de Arginina, con quien comparte la mayoría de las acciones farmacológicas. Además, es capaz de sintetizar durante el ciclo de la urea a otros aminoácidos como el ácido glutámico y la prolina.
Su acción anabolizante es muy intensa y puede entrar incluso en la mitocondria.

Funciones orgánicas:

Regula el ciclo de la urea, pudiendo incluso aprovecharlo para volver a elaborar nuevos aminoácidos esenciales y evita la formación de amoníaco cerebral.
Fortalece el sistema inmunitario, especialmente la acción de los linfocitos de la serie T3, los más activos contra las invasiones bacterianas.
Activa el metabolismo de las grasas, evitando los depósitos en las arterias e hígado y permitiendo que pueda ser utilizado en la cadena energética.
Colabora en la síntesis de las proteínas, tienen efecto protector sobre el hígado y ayuda a la conversión de los aminoácidos en proteínas específicas.
Estimula el sistema nervioso deprimido.
Favorece la regeneración de los tejidos cutáneos dañados y mantiene la integridad del ADN, favoreciendo el crecimiento celular sano.
Mejora el número de espermatozoides, ayudando a su maduración y longevidad.
Mantiene el tejido muscular y tendinoso en buen estado, contribuyendo a la elasticidad de los tendones.

Contribuye al mantenimiento del peso corporal y evita la acumulación de las grasas en el tejido adiposo.

Favorece el desarrollo muscular y el crecimiento en los jóvenes.

Aplicaciones no carenciales:

Aunque es difícil encontrarlo aislado en el mercado de los suplementos dietéticos, su utilidad podría ser:

Mantenimiento de la elasticidad muscular, ligamentosa y tendinosa.

Impedir las atrofias musculares por falta de ejercicio o por enfermedades distróficas causadas por un sistema nervioso defectuoso.

Evitar la formación excesiva del amoniaco y la urea.

Reforzar las defensas y la fecundidad masculina.

Proteger al hígado de la degeneración grasa y de la carencia de proteínas.

Impedir las lesiones arterioscleróticas.

## PROLINA
C7 H12 04 N2

Tiene una acción similar a la de la vitamina C, en cuanto a su acción sobre el colágeno, y es por eso que se está utilizando ampliamente en cosmética para prevenir las arrugas. El cuerpo humano la transforma en hidroxiprolina, una forma más activa en el trabajo de relleno cutáneo, al mismo tiempo que confiere una gran elasticidad a la epidermis, los tendones y ligamentos.

Favorece también la acción de los neurotransmisores y permite así que se liberen mayor cantidad de endorfinas u hormonas de la felicidad, como alguien las ha considerado.

Sus acciones estarían, por tanto, centradas en mantener una piel sana y bella, así como en actuar sobre el tejido cerebral.

Funciones orgánicas:

Impedir el resecamiento prematuro de la piel y la pérdida de elasticidad, contribuyendo a crear el tejido de relleno que mantendrá la piel libre de arrugas. Evita la pérdida de elasticidad propia de la vejez, siendo de gran ayuda en deportistas.
Colabora también en la restauración de los tejidos dañados por heridas o traumatismos.
Mantiene la bolsa sinovial de las articulaciones en buen estado y ayuda a la formación del líquido sinovial.
Es un buen antidepresivo si se usa en unión a la fenilalanina.
Junto a la arginina es un anabolizante de efecto rápido, aunque moderado.
Junto al sílice, mantiene los ligamentos en buen estado y con la suficiente solidez para que no se disloquen las articulaciones al realizar esfuerzos musculares intensos.

Cantidad aproximada de aminoácidos:

Harina blanca. 8,0
Soja: 5,0
Pescado: 3,0
Carne: 6,0 (Hidroxiprolina 1,0)
Hígado: 4,0
Gelatina: 15,3 (Hidroxiprolina 13,0)


**SERINA**
$C_2 H_7 O_3 N$

Empleado esencialmente como cosmético por sus propiedades como hidratante de la piel, este aminoácido no esencial tiene un cierto interés por participar en la síntesis del glucógeno hepático y por tanto en el metabolismo energético.

Funciones orgánicas:

Tiene efectos anabolizantes en unión a la coenzima B-12 y el aminoácido lisina.

Debe formar parte del ciclo de otros aminoácidos, como la cistina, la prolina y la treonina, para poder ejercer sus acciones metabólicas, al mismo tiempo que potencia la acción de estos.

Es importante para mantener la permeabilidad de las paredes vasculares e impedir su esclerosis.

Participa en la síntesis de la insulina, regulando su presencia en sangre.

Mantiene al hígado en buen estado al colaborar en la captación de la glucosa sanguínea, la cual se transformará en glucógeno.

Evita el envejecimiento prematuro de la piel ayudándola a fijar el agua en sus células.

Cantidad aproximada de aminoácidos:

Trigo integral: 4,3
Harina blanca: 4,0
Soja: 4,2
Pescado: 4,0
Carne: 6,0
Leche: 4,3
Hígado de vaca: 7,3
Gelatina: 3,5

Huevo: 7,5
Maíz: 8,5

## TIROSINA
C2 H11 03 N

Aunque no es un aminoácido esencial ya que puede ser elaborado por el organismo humano a partir de la fenilalanina, su función es vital para el mantenimiento de la salud por lo que cualquier carencia puede ser grave.

Su papel principal está centrado en la glándula tiroides ya que unido al yodo formará la hormona tiroxina, una de las más importantes en el metabolismo. Aunque como sabemos este aminoácido puede sintetizarse a partir de la fenilalanina es posible que en numerosas patologías, en las cuales aumenten las necesidades de hormonas, la cantidad existente pueda ser insuficiente y dar lugar a insuficiencia de tirosina.

Tal importante es su papel que este aminoácido se encuentra distribuido ampliamente por todo el organismo, incluido el suero y el tejido cerebral.

Funciones orgánicas:

Participa junto a la fenilalanina, al cobre y a las vitaminas C y PABA, en la pigmentación de la piel y pelo.

Es esencial en la formación y acción de neurotransmisores como la dopamina y la norepinefrina.

Participa en el buen funcionamiento de los impulsos nerviosos que llegan al corazón, el cerebro, los bronquios y el útero.

Actúa sobre el sistema emocional, quizás a través del tiroides y de la producción de endorfinas, y su acción es decisiva para mantener un buen estado de alerta, capacidad de respuesta a los estímulos, evitando al mismo tiempo las depresiones.

Modera la acción perjudicial de los antígenos ambientales y frena moderadamente la acción de la histamina liberada en las alergias.

Mantiene la actividad tiroidea en buen estado, participando activamente en el metabolismo energético.

Junto con otras hormonas adrenales regula la tensión arterial.

Forma parte secundaria en el sistema defensivo a través de su acción sobre los leucocitos.

Es un antioxidante moderado a nivel general y bastante activo en neutralizar los radicales libres que se producen por causas ambientales, especialmente de los rayos ultravioleta.


Aplicaciones generales:

Cualquiera alteración en la pigmentación de la piel o el pelo, especialmente vitíligo. Se puede emplear en estos casos de forma tópica o ingerida, mejor unido a la fenilalanina.

Enfermedades degenerativas del sistema nervioso o cerebral como es el parkinsonismo, la demencia senil, temblores, pérdida de memoria o falta de reflejos. En estos casos hay que unirla a fosfolípidos y vitamina B6.

Depresiones crónicas y agudas., en forma de L-Tirosina

Alergias primaverales.

Bocio, hipotiroidismo y carencia de yodo.

Obesidad.

Bulimia, unida a la fenilalanina y al zinc, níquel y cobalto.

Edemas en las pantorrillas en personas obesas.

Tensión sanguínea descompensada.

Cantidad aproximada de aminoácidos:

Trigo integral: 4,0
Harina blanca: 3,8
Soja: 4,0
Arroz: 5,7
Patata: 0,0
Cacahuete: 4,4
Avena: 4,5
Pescado: 3,8
Carne: 4,0
Leche: 6,0
Hígado de vaca: 3,9
Gelatina: 0,5
Maíz: 6,0
Pan: 4,4

**TAURINA**

Aunque no está considerado un aminoácido básico en la alimentación humana, lo cierto es que sus aplicaciones terapéuticas son tan importantes que obligan a incluirlo en un libro sobre nutrientes esenciales.

Funciones orgánicas:

Aunque es sintetizado a partir de la metionina y la cistina, se puede encontrar en cantidades muy altas en la carne de buey y toro, así como en la leche materna o bovina.

Es un factor importante en la formación de hormonas femeninas, en especial los estrógenos.

En la niñez parece ser muy importante en el desarrollo intelectual, la potencia muscular y el correcto funcionamiento de los músculos oculares. Estas funciones se cree que no son tan importantes en la edad adulta, quizás porque entonces el organismo ya puede metabolizar cantidades suficientemente altas de taurina como para cubrir las necesidades.

Estabiliza la excitabilidad nerviosa en la infancia e impide su alteración o degeneración.

Mantiene el líquido encéfalo raquídeo en suficiente cantidad y buen estado.

Se comporta como un neurotransmisor modulador.

Disuelve las grasas corporales y ayuda a la formación de la bilis.

Controla los niveles de colesterol a través de su acción sobre la vesícula biliar.

Regula la agregabilidad plaquetaria, mejorando la circulación sanguínea en los arterias de pequeño calibre.

Ayuda al buen metabolismo del calcio.

Mejora las funciones endocrinas en general y tiene un positivo efecto antienvejecimiento.

Interviene en el intercambio iónico sodio y potasio.

Es un factor de tolerancia hacia la glucosa.

Mejora el cociente intelectual en los niños.

Estimula la producción de linfocitos y fagocitos.

Evita la degeneración cerebral en la vejez.


Se puede emplear en:

Todas las alteraciones oculares, incluida la miopía.
Las jaquecas, migrañas y acúfenos.

Las distrofias musculares y para potenciar el desarrollo muscular.

En la diabetes en unión al Zinc y el cromo.

En los retrasos mentales de la infancia y la degeneración cerebral del anciano.

Para mejorar las funciones biliares y luchar contra el exceso de colesterol.

Como tratamiento complementario de la epilepsia del niño.

Como protector hepático y cardiaco.

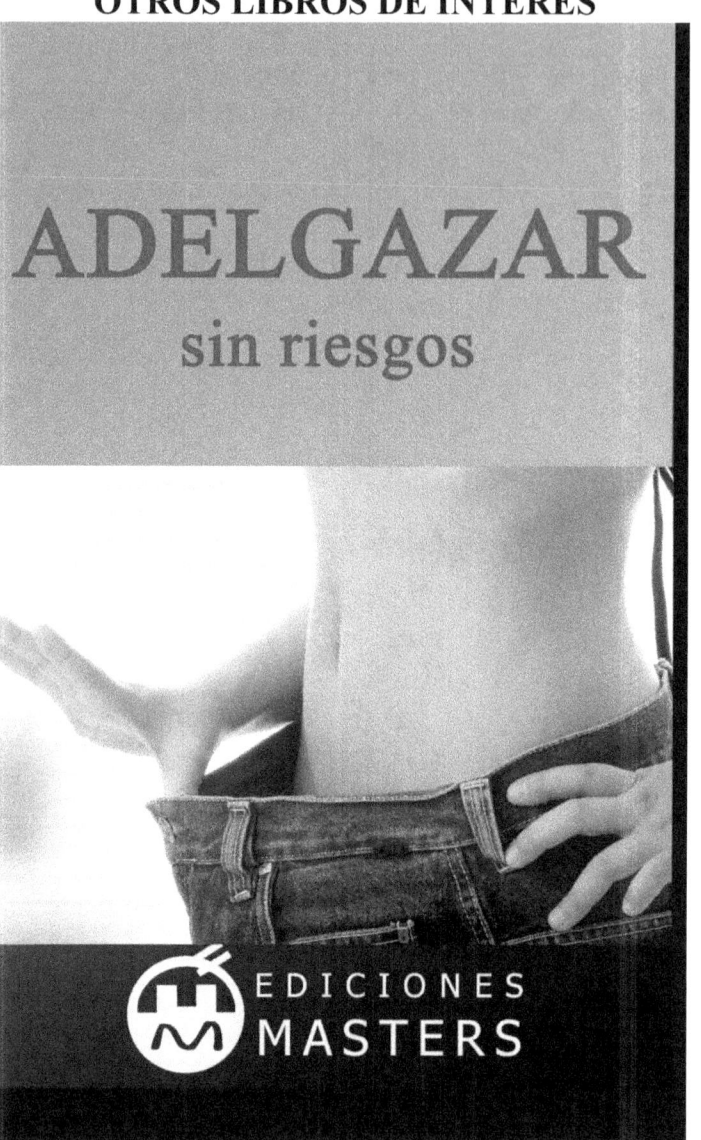

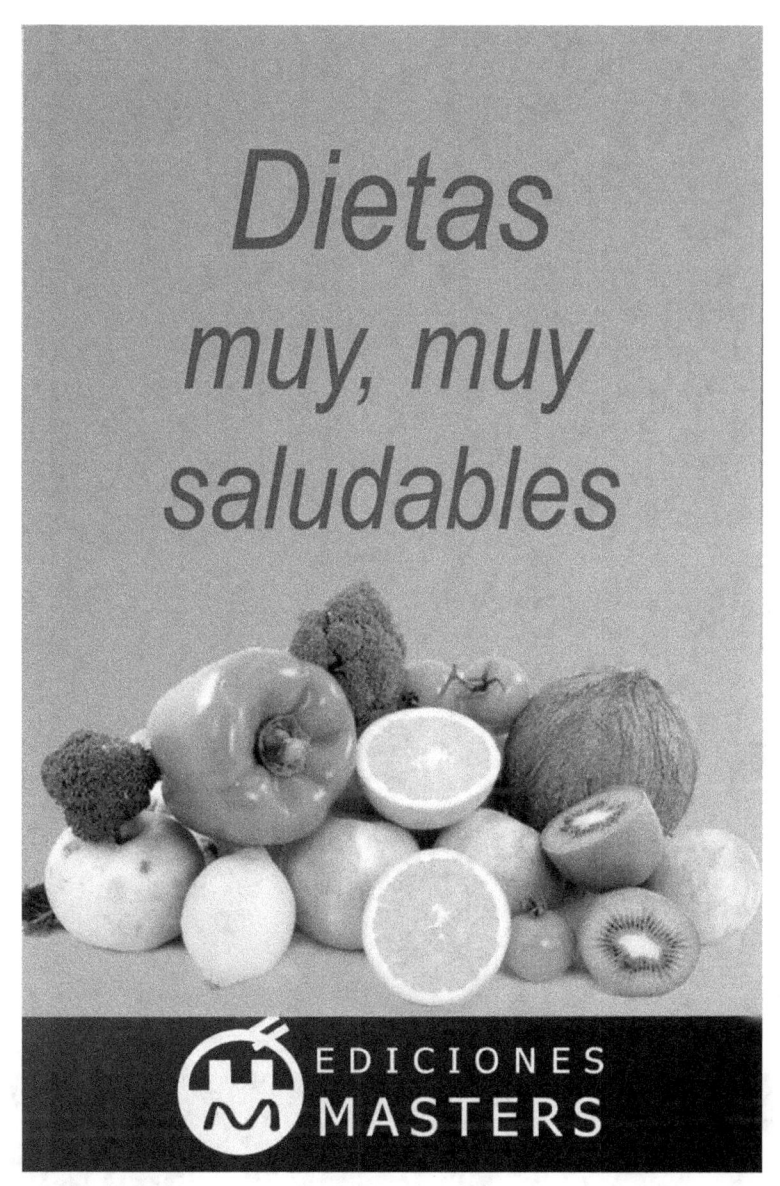

# Dietas muy, muy saludables

EDICIONES MASTERS

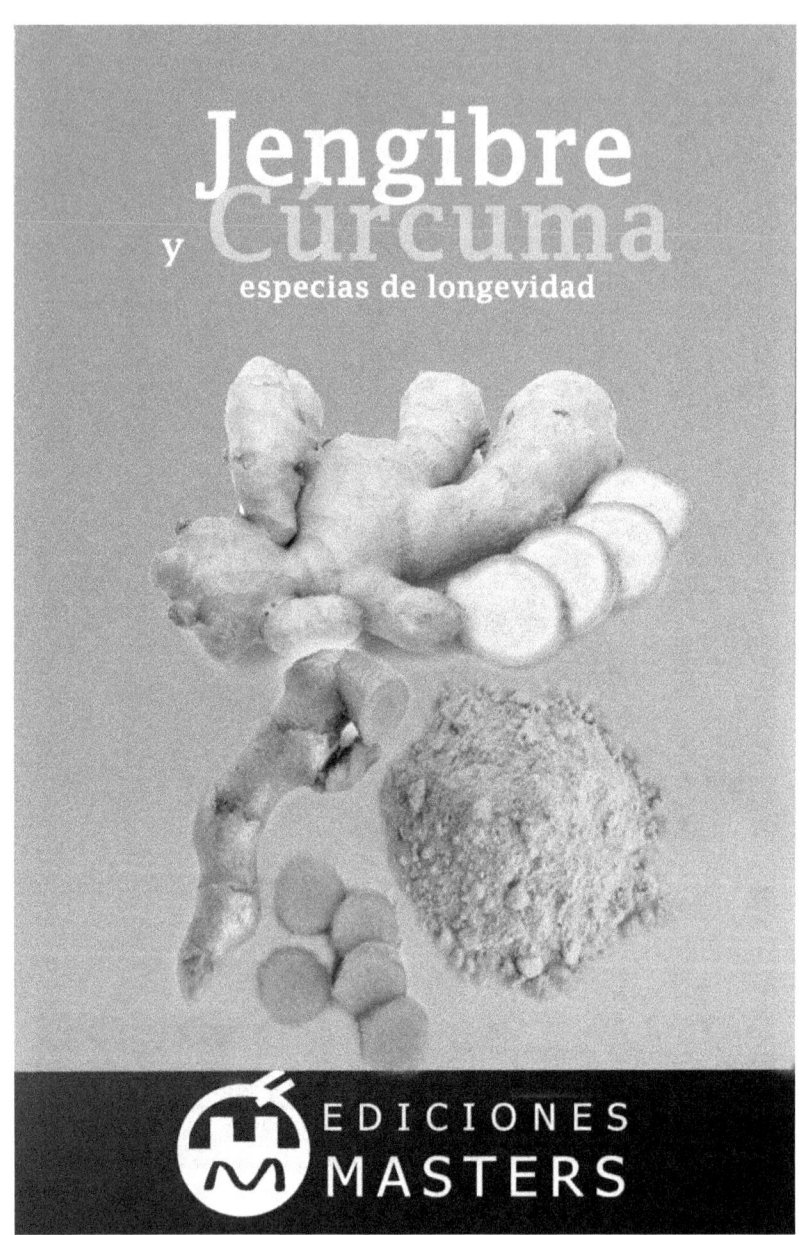

# Jengibre
## y Cúrcuma
### especias de longevidad

EDICIONES
MASTERS

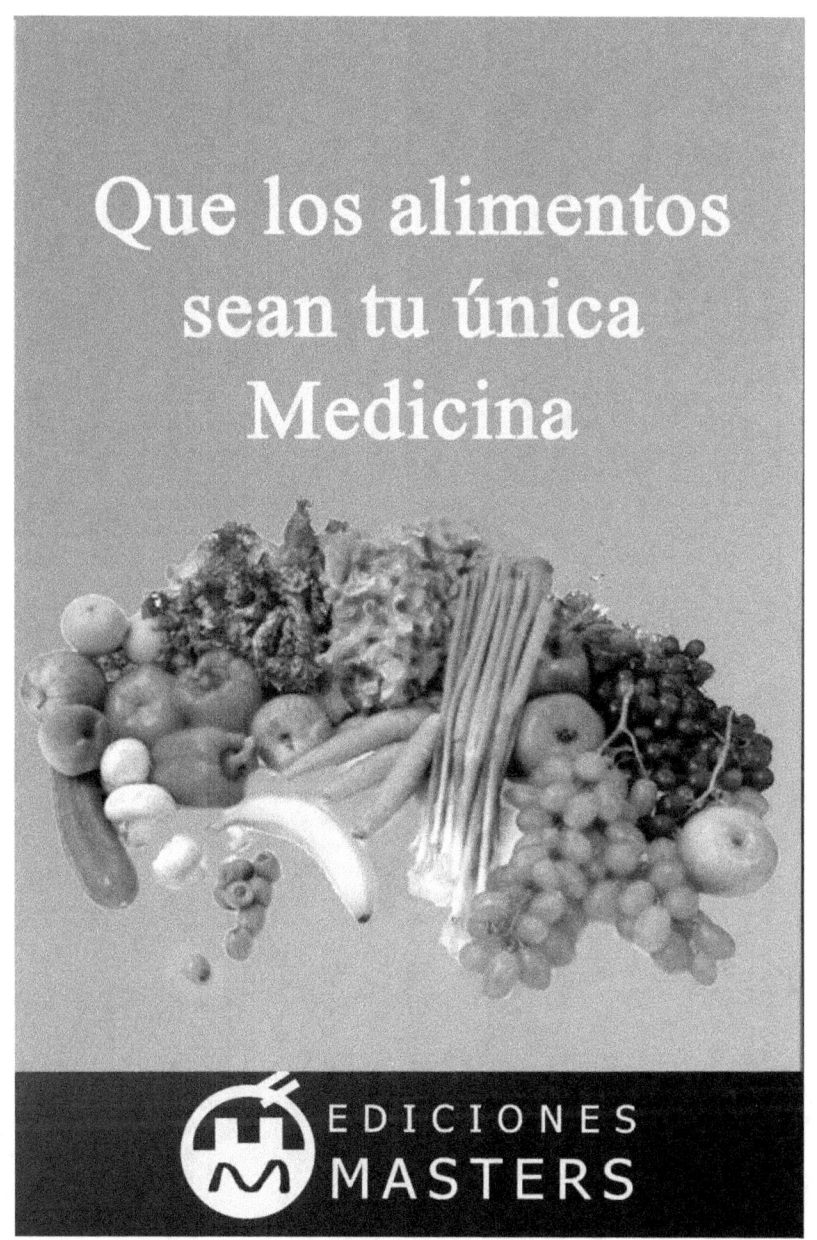

Que los alimentos
sean tu única
Medicina

EDICIONES
MASTERS

# Primeros auxilios en el HOGAR

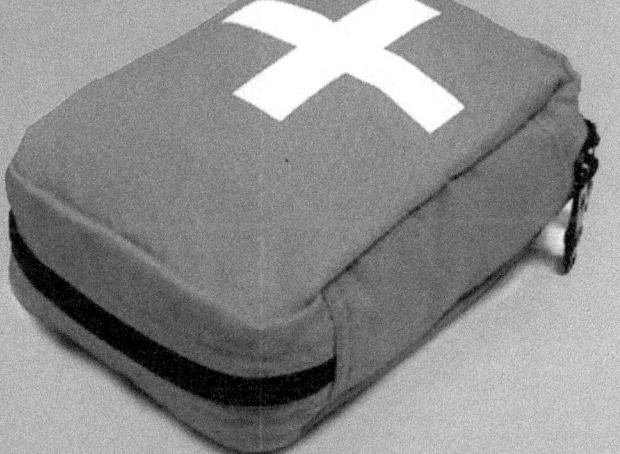

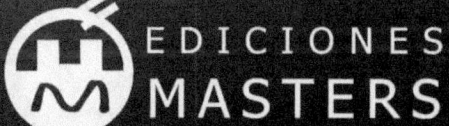

EDICIONES
MASTERS